U0336695

Ending Parkinson's Disease
A Prescription for Action

战胜帕金森病

原著 [美] Ray Dorsey
[美] Todd Sherer
[美] Michael S. Okun
[荷] Bastiaan R. Bloem

主译 方伯言 席家宁

主审 陈海波

中国科学技术出版社

·北京·

图书在版编目（CIP）数据

战胜帕金森病 /（美）雷·多西 (Ray Dorsey) 等原著；方伯言，席家宁主译．— 北京：中国科学技术出版社，2021.5

书名原文：Ending Parkinson's Disease：A Prescription for Action

ISBN 978-7-5046-9003-6

Ⅰ．①战… Ⅱ．①雷… ②方… ③席… Ⅲ．①帕金森综合征—防治 Ⅳ．① R742.5

中国版本图书馆 CIP 数据核字 (2021) 第 055713 号

著作权合同登记号：01-2021-2174

Ending Parkinson's Disease: A Prescription for Action

Copyright © 2020 by Ray Dorsey, Todd Sherer, Michael S. Okun, Bastiaan R. Bloem

Simplified Chinese edition copyright © 2021 by China Science and Technology Press Co., Ltd.

This edition published by arrangement with PublicAffairs, an imprint of Perseus Books, LLC, a subsidiary of Hachette Book Group, Inc., New York, New York, USA.

All rights reserved.

策划编辑 王久红 焦健姿
责任编辑 王久红
装帧设计 佳木水轩
责任印制 李晓霖

出　　版 中国科学技术出版社
发　　行 中国科学技术出版社有限公司发行部
地　　址 北京市海淀区中关村南大街 16 号
邮　　编 100081
发行电话 010-62173865
传　　真 010-62179148
网　　址 http://www.cspbooks.com.cn

开　　本 889mm × 1194mm 1/32
字　　数 151 千字
印　　张 9.5
版　　次 2021 年 5 月第 1 版
印　　次 2021 年 5 月第 1 次印刷
印　　刷 天津翔远印刷有限公司
书　　号 ISBN 978-7-5046-9003-6 / R·2688
定　　价 98.00 元

（凡购买本社图书，如有缺页、倒页、脱页者，本社发行部负责调换）

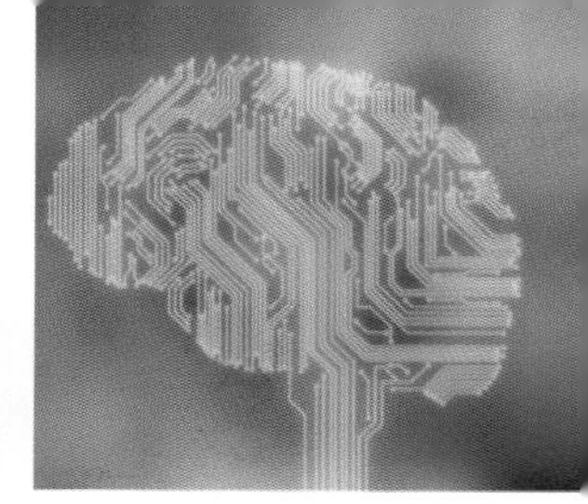

译者名单

主　译　方伯言　首都医科大学附属北京康复医院

席家宁　首都医科大学附属北京康复医院

主　审　陈海波　北京医院

副主译　靳昭辉　首都医科大学附属北京康复医院

刘爱贤　首都医科大学附属北京康复医院

译　者（以姓氏笔画为序）

于　鑫　首都医科大学附属北京康复医院

王艺璇　首都医科大学附属北京康复医院

王瑞丹　首都医科大学附属北京康复医院

陈可可　首都医科大学附属北京康复医院

苏　源　首都医科大学附属北京康复医院

房进平　首都医科大学附属北京康复医院

段毅楠　首都医科大学附属北京康复医院

秦　艺　首都医科大学附属北京康复医院

内容提要

本书从 James Parkinson 博士观察的六个伦敦人，引出了帕金森病的发现过程。一个个真实故事就像一帧帧画面，慢慢拉开探索帕金森病流行的帷幕，一步一步探究帕金森病的发展历程。历史上，人们面对脊髓灰质炎、艾滋病和乳腺癌等难以治愈的疾病时，从无知、冷漠和责怪，到逐渐正确认识这些疾病，并给予患者足够的尊重，让患者接受正确的治疗直至最终治愈，经历了漫长的过程。人类创造的这些奇迹将指导我们积极应对帕金森病。著者紧密围绕 PACT 原则［预防（prevent）、倡导（advocate）、照护（care）、治疗（treat）］，阐述了我们面对帕金森病的新挑战时应该如何克服冷漠并发出声音，即从禁用杀虫剂、禁用三氯乙烯、治理污染、确保饮用水安全、地中海饮食、加强运动、避免头部外伤等方面进行预防，倡导和呼吁社会投入更多资源，并制定相关政策，鼓励开发新药物和相关研究，组织更多人投入到抗击帕金森病的行动中来。书中总结了 PACT 行动处方的 25 个应对措施，以期帮助人类战胜帕金森病！

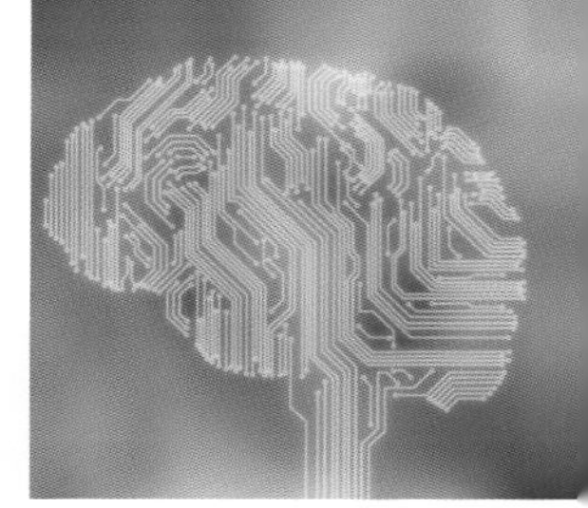

有关本书的赞誉

本书聚焦于战胜帕金森病的必要性，阐明了我们面临的关键问题。分享本书并倾听作者的声音，是帕金森病社区每个人、每位患者、每位研究人员、每位临床医生和每位倡导者的职责。

——Helen Matthews，治愈帕金森信托基金会副总裁

如同音乐关乎于人一样，战胜帕金森病关乎于许多患者及家庭，就像我的岳母，她每天都在与神经退行性疾病做斗争。我们需要让全世界受此影响的人们保持同步，并最终战胜这些疾病。本书将提供行动指南。

——Christian McBride，多次获得格莱美奖的贝斯手

本书将提供一种与众不同的解读。它会鼓励你在与帕金森病做斗争的同时，考虑自己还能做些什么。

——Leslie Chambers，医学博士，APDA 美国帕金森病协会主席兼首席执行官

帕金森病不是一种疾病，而是多种病因的集合，它符合大流行的许多标准。虽然本书的作者对让患者生活得更好抱有希望，但书中所述更集中于帮助人们面对疾病。对帕金森病患者、看护人员和医疗保健专业人士来说，本书确实是一部令人大开眼界的书，全世界的活动家都应该在与政治家、决策者和预算负责人的讨论中参考本书。

——Susanna Lindvall，欧洲帕金森病协会副主席

作为一个有帕金森病家族史的人，我一直在寻找一个大胆且可行的方案来帮助数百万受此疾病影响的人。现在终于找到了，就是这本书。

——Justin McArthur，医学学士，硕士，

约翰·霍普金斯医学院神经内科主任

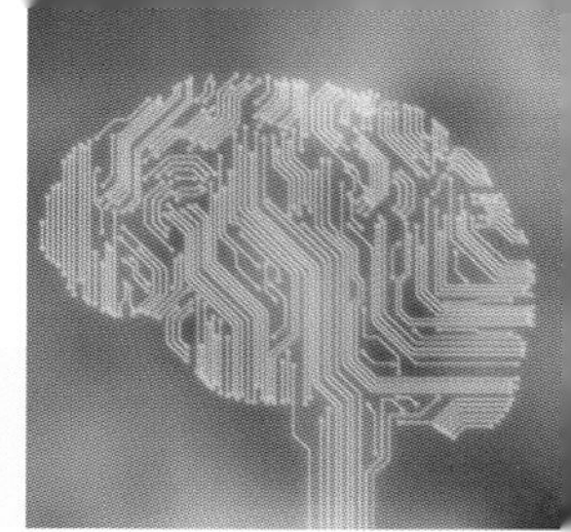

主创寄语

头者，精明之府，**头倾视深**，精神将夺矣。背者，胸中之府，**背曲肩随**，府将坏矣。腰者，肾之府，**转摇不能**，肾将惫矣。膝者，筋之府，**屈伸不能**，**行则偻附**，筋将惫矣。骨者，髓之府，**不能久立**，**行则振掉**，骨将惫矣。

——《黄帝内经》（公元前 425—221[1]）

A person appears with crouching of the head and with staring eyes, bending the trunk with shoulders drooped, with difficulty turning and rocking the low back, inability of the knees to flex and extend, with the back bowed, failure to stand for long periods, and tremor while walking.

——Yellow Emperor's Internal Classic, 425–221 BCE[1]

2400 年前，中国学者在《黄帝内经》中就对帕金森病进行了首次描述。帕金森病是目前世界范围内发病率增长最快的神经系统疾病，而中国是帕金森病患者数量增长最快的国家[2]。

Twenty-four hundred years ago, China produced one of the first descriptions of Parkinson's disease. Today, it is the world's fastest growing brain disease, and the country with the sharpest rate of increase is China[2].

该病在中国人群中的患病率日益增长。根据《全球疾病负担研究》报告显示，2016 年中国有 140 万帕金森病患者[2]。虽然中国人口占世界总人口的比例不到 20%，但世界范围内每 4 个帕金森病患者中就有 1 个是中国人[2]，并且该统计数据存在患病率被低估的可能，实际患病率可能更高[3, 4]。

The prevalence of the disease in the country is extensive and growing. In 2016, China was home to 1.4 million individuals with Parkinson's according to the Global Burden of Disease Study[2]. While Chinese people make up less than 20% of the world's population, they represent one out of every four people with the disease[2]. And this estimate may be low; other estimates are even higher[3, 4].

为什么中国帕金森病的疾病负担如此之重呢？至少存在两方面原因，即人口学因素和环境因素。帕金森病症状需要数年，甚至数十年才能显现出来。因此，随着中国人口老龄化加剧，帕金森病的疾病负担变得越来越明显。1991—2021 年，中国 65 岁以上老龄人口增长了近 3 倍，从 6800 万增加到了 1.79 亿[5, 6]。10 年后，中国老龄人口数量将增长至 2.57 亿，相当于美国成年人口的总和。伴随中国人均寿命的延长，在中国这样一个人口众多的国家，预计疾病负担会更加严重。然而，人口老龄化并不足以解释为何帕金森病的患病率增长得如此之快，当校正年龄因素后，帕金森病患病率在过去的 25 年中仍增加了 1 倍多[2]。因此，必然有其他因素发挥了作用。

Why does China bear so much of the Parkinson's disease burden? There are at least two possible explanations: demography and environment. Parkinson's takes years, if not decades, to manifest itself. Consequently, as populations age, the disease becomes more apparent. From 1991 to 2021, the number of Chinese over 65 nearly tripled from 68 million to 179 million[5, 6]. Ten years from now, it is projected to increase four-fold to 257 million, equivalent to the entire adult population of the U.S. With so many people living longer, we can expect to see more disease, especially in the world's most populous country. However, aging is not sufficient to explain the rise. Even when adjusted for age, the rate of Parkinson's has more than doubled in the past 25 years[2]. Other causes must be at play.

正如我们在书中详述的那样，大量工业化产品及其副产品与帕金森病的发病相关，包括某些杀虫剂、工业化学品和空气污染。许多杀虫剂具有神经毒性，可以杀伤脑细胞。应用这些化学物质喂食实验室中的大鼠和小鼠，实验动物会表现出帕金森病样的特征。中国是这些危险化合物的消费大国。尽管中国耕地面积仅占世界的 9%，但使用化肥和杀虫剂的数量却占全球的 30% 以上 [7]。1991 年以来，其应用急剧增加，不仅会影响使用杀虫剂的农民，还会影响居住在附近或饮用受污染水源的人群 [8]。

As we detail in this book, numerous products and by-products of industrialization are linked to Parkinson's disease, including certain pesticides, industrial chemicals, and air pollution. Many pesticides are nerve toxins that kill brain cells. When the chemicals are given to laboratory mice or rats, the animals develop the features of Parkinson's. China is a leading consumer of these dangerous compounds. Despite accounting for only 9% of the world's cropland, the country uses over 30% of global fertilizers and pesticides[7]. This application has increased dramatically since 1991 and affects not only farmers who work with the pesticides, but also those who live nearby or who drink contaminated water[8].

其他化学品，特别是脱脂剂三氯乙烯（TCE），也会大大增加罹患帕金森病的风险。自 20 世纪 80 年代至 2010 年以来，中国的金属、电子和通信行业对三氯乙烯的消耗量增加了 40 倍 [9]，并且使用量仍在继续上升。

Other chemicals, especially the degreasing agent trichloroe–thylene (TCE), also substantially increase the risk of Parkinson's. In China, the metal, electronics, and telecommunications industries have contributed to a 40–fold increase in TCE consumption from the 1980s to 2010[9]. Its use continues to rise today.

与杀虫剂一样，因职业接触这些化学品并不是唯一的风险。三氯乙烯会污染地下水，并且是室内外空气污染的主要来源。一旦三氯乙烯进入土壤和地下水，就可能蒸发扩散至学校、工作场所及家庭等场所。其他空气污染在中国也很普遍，如煤炭燃烧和工业废气。每年有 125 万人因空气污染过早死亡，并使帕金森病的发病风险增加 [10, 11]。空气污染中的小颗粒通过鼻子进入人体，绕过大脑的正常保护机制，启动一系列级联事件并最终可能导致帕金森病的发生。

As with pesticides, occupational exposure to these chemicals is not the only risk. TCE contaminates ground water and is a major source of outdoor and indoor air pollution. Once it enters soil and ground water, it can evaporate and creep into schools, workplaces, and homes. Other kinds of air pollution, resulting from coal burning and industrialization, are also prevalent in China. This dirty air contributes to 1.25 million premature deaths annually as well as an increased risk of Parkinson's[10, 11]. Some of the small particles from this air pollution enter the body through the nose, bypass the brain's normal protective mechanisms, and potentially launch a cascade of events that contributes to Parkinson's.

目前，中国已开始认真对待这些环境挑战。与美国不同，中国已禁止使用剧毒杀虫剂百草枯，百草枯与帕金森病的发病密切相关[12]。2013 年，中国发布了《大气污染防治行动计划》，这是迄今为止最严格的大气污染减排战略[13, 14]。该计划产生了有效的作用，空气污染的一些标志物减少了 25% 甚至更多，因空气污染所致的死亡人数显著减少[11, 15]。目前中国正在执行第二阶段的规划，并设立了一个更加雄心勃勃的目标以减少空气中小颗粒污染物的数量[16, 17]。

China is beginning to take these environmental challenges seriously. Unlike the United States, it has banned domestic use of one of the most toxic pesticides, called paraquat, which is strongly linked to Parkinson's disease[12]. In 2013, the country also issued the Air Pollution Prevention and Control Action Plan, its most stringent air pollution reduction strategy to date[13, 14]. The plan is producing results. Some markers of air pollution have decreased by 25% or more, and deaths attributable to toxic air have dropped[11, 15]. China has now implemented a second phase that has even more ambitious targets for reducing the amount of small-particle pollutants that cloud the country's air[16, 17].

中国为帮助人们理解帕金森病做出了重要贡献。400 年前，明代医学著作记载了最早的抗帕金森病震颤的药物[1]。现在中国拥有数量庞大的患病人群，一些大规模的临床试验也已启动，以寻找新一代的治疗方法。此外，一些中国古代传统的运动方式（如太极拳），已被证明可改善功能、减少跌倒事件的发生[18]。其他治疗方法，如传统中医药和推拿按摩等，亦可使帕金森病患者获益，但需要更多的临床研究证实[19–21]。中国的医疗科技公司正致力于远程医疗和创新的康复技术来改善对帕金森病患者的照护[22, 23]。与此同时，中国涌现出一大批卓越的帕金森病研究及治疗中心，创新的数字化治疗工具也越来越普及[24]。

China is also making important scientific contributions to our understanding of Parkinson's. Four hundred years ago, during the Ming Dynasty, medical books in China identified one of the first anti-tremor pills for Parkinson's[1]. Today, because so many individuals have the disease in China, large-scale clinical trials are launching in the country to find a new generation of treatments. In addition, some ancient Chinese traditions like tai chi have been shown to improve function and reduce falls.[18] Other practices, such as the use of herbs and massage, may also have benefits, but more research is needed to be sure[19-21]. China's technology companies are contributing to telemedicine and innovative rehabilitation techniques to improve care for people with Parkinson's[22, 23]. New centers of excellence for Parkinson's research and care and novel digital tools to customize treatment are also becoming more widespread[24].

所有这些努力仅仅只是一个开始。本书提出了许多其他想法，作为战胜帕金森病“PACT”原则的一部分。对疾病的早期观察，使中国积累了丰富的经验，现在完全有能力及足够的影响力来帮助世界实现战胜帕金森病的目标！

All these efforts are only a start. This book presents many other ideas as part of a "PACT" to end Parkinson's. With its early observation of the disease, China was there at the beginning. It now has the power and the reach to help bring about its end.

Ray Dorsey
美国纽约州罗切斯特市罗切斯特大学，医学博士

方伯言
中国北京市首都医科大学附属北京康复医院，医学博士

Bastiaan R. Bloem
荷兰奈梅亨市拉德堡德大学医学中心，医学博士，理学博士

Ray Dorsey, MD
University of Rochester, Rochester, New York, the United States

Boyan Fang, MD
Beijing Rehabilitation Hospital, Capital Medical University, Beijing, China

Bastiaan R. Bloem, MD, PhD
Radboud University Medical Center, Nijmegen, the Netherlands

参考文献

[1] Zhang ZX, Dong ZH, Román GC. Early Descriptions of Parkinson Disease in Ancient China. Archives of Neurology. 2006;63(5):782–784.

[2] Dorsey ER, Elbaz A, Nichols E, et al. Global, regional, and national burden of Parkinson's disease, 1990–2016: a systematic analysis for the Global Burden of Disease Study 2016. The Lancet Neurology. 2018;17(11):939–953.

[3] Zhang ZX, Roman GC, Hong Z, et al. Parkinson's disease in China: prevalence in Beijing, Xian, and Shanghai. The Lancet. 2005;365(9459):595–597.

[4] Dorsey ER, Constantinescu R, Thompson JP, et al. Projected number of people with Parkinson disease in the most populous nations, 2005 through 2030. Neurology. 2007;68(5):384–386.

[5] China, 1991. Population Pyramids of the World from 1950 to 2100. https://www.populationpyramid.net/china/1991/. Accessed March 6 2021.

[6] China, 2021. Population Pyramids of the World from 1950 to 2100. https://www.populationpyramid.net/china/2021/. Accessed March 6, 2021.

[7] Wu Y, Xi X, Tang X, et al. Policy distortions, farm size, and the overuse of agricultural chemicals in China. Proceedings of the National Academy of Sciences. 2018;115(27):7010–7015.

[8] Lai W. Pesticide use and health outcomes: Evidence from agricultural water pollution in China. Journal of Environmental Economics and Management. 2017;86:93–120.

[9] Friesen MC, Locke SJ, Chen YC, et al. Historical occupational trichloroethylene air concentrations based on inspection measurements from Shanghai, China. Ann Occup Hyg. 2015;59(1):62–78.

[10] Kan H, Chen B, Hong C. Health impact of outdoor air pollution in China: current knowledge and future research needs. Environ Health Perspect. 2009;117(5):A187–A187.

[11] Fuller G. Pollutionwatch: air pollution in China falling, study shows. The Guardian. https://www.theguardian.com/environment/2020/sep/10/

pollutionwatch-air-pollution-in-china-falling-study-shows. Published 2020. Accessed March 6 2021.

[12] Chinese ministry of agriculture and rural affairs: Paraquat sales banned in China. Dextra International. http://www.dextrainternational.com/chinese-ministry-of-agriculture-and-rural-affairs-paraquat-sales-banned-in-china. Published 2020. Accessed March 6 2021.

[13] Wang L, Zhang F, Pilot E, et al. Taking Action on Air Pollution Control in the Beijing-Tianjin-Hebei (BTH) Region: Progress, Challenges and Opportunities. Int J Environ Res Public Health. 2018;15(2):306.

[14] Feng Y, Ning M, Lei Y, Sun Y, Liu W, Wang J. Defending blue sky in China: Effectiveness of the "Air Pollution Prevention and Control Action Plan" on air quality improvements from 2013 to 2017. Journal of environmental management. 2019;252:109603.

[15] Huang J, Pan X, Guo X, Li G. Health impact of China's Air Pollution Prevention and Control Action Plan: an analysis of national air quality monitoring and mortality data. The Lancet Planetary Health. 2018;2(7):e313-e323.

[16] Leng S. China has new three-year plan to clean up environment, minister says. South China Morning Post. https://www.scmp.com/news/china/policies-politics/article/2137666/china-has-new-three-year-plan-clean-environment. Published 2018. Accessed March 6 2021.

[17] Hao F. China releases 2020 action plan for air pollution. China Dialogue. https://chinadialogue.net/en/pollution/10711-china-releases-2-2-action-plan-for-air-pollution/. Published 2018. Accessed March 6 2021.

[18] Li F, Harmer P, Fitzgerald K, et al. Tai Chi and Postural Stability in Patients with Parkinson's Disease. New England Journal of Medicine. 2012;366(6):511-519.

[19] Chen LW, Wang YQ, Wei LC, Shi M, Chan YS. Chinese herbs and herbal extracts for neuroprotection of dopaminergic neurons and potential therapeutic treatment of Parkinson's disease. CNS & neruological disorders drug targets. 2007;6(4):273-281.

[20] Li XZ, Zhang SN, Liu SM, Lu F. Recent advances in herbal medicines treating Parkinson's disease. Fitoterapia. 2013;84:273-285.

[21] Angelopoulou E, Anagnostouli M, Chrousos GP, Bougea A. Massage therapy as a complementary treatment for Parkinson's disease: A Systematic Literature Review. Complementary Therapies in Medicine. 2020;49:102340.

[22] Zhang J, Hu W, Chen H, Meng F, Li L, Okun MS. Implementation of a Novel Bluetooth Technology for Remote Deep Brain Stimulation Programming: The Pre– and Post–COVID–19 Beijing Experience. Movement disorders. 2020;35(6):909–910.

[23] Chen KK, Jin ZH, Gao L, et al. Efficacy of short–term multidisciplinary intensive rehabilitation in patients with different Parkinson's disease motor subtypes: a prospective pilot study with 3–month follow–up. Neural regeneration research. 2021;16(7):1336–1343.

[24] Li G, Ma J, Cui S, et al. Parkinson's disease in China: a forty–year growing track of bedside work. Translational Neurodegeneration. 2019;8(1):22.

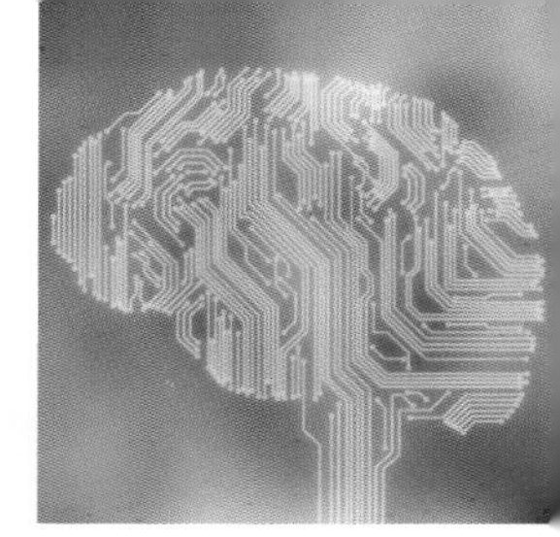

译者前言

帕金森病是常见的中枢神经系统变性疾病，据统计，中国是世界上帕金森病患者最多的国家，到 2030 年，中国的帕金森病患者将占全球帕金森病患者的一半左右。帕金森病的发病原因是长久以来的研究热点，但是始终未明。除了年龄老化因素外，环境因素、缺乏锻炼、遗传易感性等因素对帕金森病的发病也发挥了重要作用。2020 年 3 月，*Ending Parkinson Disease: A Prescription for Action* 在美国出版，受到广泛好评。原著的 4 位作者 Ray Dorsey 博士、Todd Sherer 博士、Michael S. Okun 博士、Bastiaan R. Bloem 博士用翔实的数据和实例，回顾了对帕金森病的认识发展过程，分析了帕金森病发病率逐年增高的原因，提出了治理环境、禁用有害物质、加强运动、健康饮食、正确治疗等切实可行的解决策略。2020 年 8 月，当 Bastiaan R. Bloem 教授向我介绍这本书时，我立即被吸引，这本书的内容不仅适合帕金森病患者，还适合医务工作者和管理者。虽然本书的部分内容不适合我国国情，但是其中的理念对我们转变诊疗模式、推动研究进展都提供了可借鉴的思路。从历史的角度看，很多致命的疾病，由于采取了措施，变成了可预防、可治疗的疾病，那么对于帕金森病来讲，这种转变也是可能的，只要全社会共同努力，一定能找到良方来阻止和预防帕金森病的大流行。在此书中文版出版之前，Ray Dorsey 博士和 Bastiaan R. Bloem 博士发来邮件，希望根据我国的具体情况为中译本撰写寄语。于是，我们又查阅了大量文献，根据我国的具体数据共同为本书的中文版本撰写了特殊的前言，以期引起中国读者的共鸣和参与。

在此，感谢各位朝气蓬勃的年轻译者，他们均来自首都医科大学附属北京康复医院帕金森病团队，在繁忙的临床、科研工作之余，以最快的速度翻译了此本著作，以期在2021 年世界帕金森病日到来之际与读者见面。同时，我要特别感谢陈海波教授百忙之中抽出时间对本书进行终稿审阅和指导。还要感谢我们的一位帕友，志愿参与了本书的校译，以一名患者的视角诠释了阅读此书的感受。尽管我们万分努力，力求用准确的语言来体现原著的思想，但由于时间仓促等原因，难免有疏漏之处，敬请各位读者批评指正。

最后，希望本书的出版，能呼吁社会关注帕金森病，一起行动起来，战胜帕金森病！

首都医科大学附属北京康复医院　方伯言

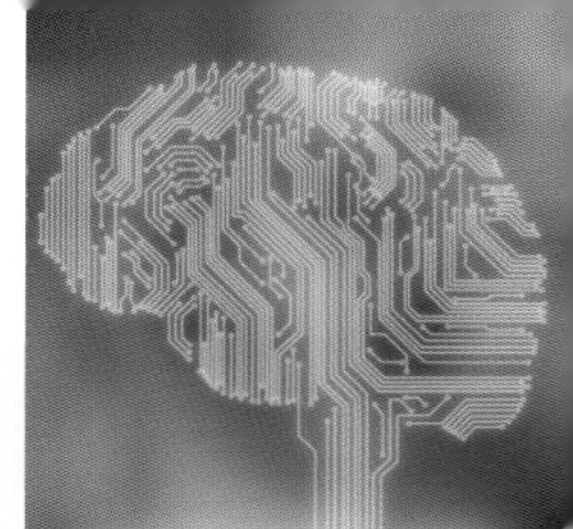

读者须知

在本书中，我们分享了帕金森病患者的故事。这些故事大多基于我们的采访。在某些情况下，患者为保护个人隐私而要求使用化名，因此我们在文中做了标注。其他故事则取自于已发表的报道，均为引用。

书中所述仅为作者观点，而非出版商观点。作者致力于用本书净收入来资助抗击帕金森病的各类事项。

谨以本书献给所有帕金森病患者及愿意帮助他们战胜帕金森病的朋友！

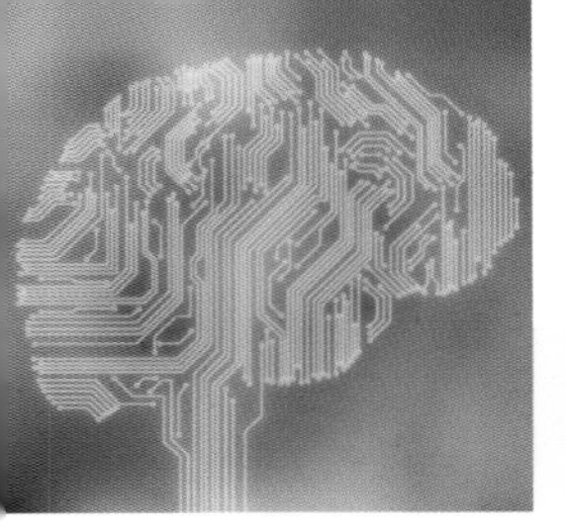

目 录

下篇 行动处方

引 言

Introduction

每一种文明都有自己的瘟疫，只有通过自我改造才能控制它。

——René Dubos，健康的幻影，1959 年[1]

2018 年 6 月晴空万里的一天，Rochester 大学在纽约州北部的蝗虫山乡村俱乐部举办了一年一度的男性健康日活动。超过 300 名男性（大多数人是 50—80 岁）来这里聆听关于前列腺肥大、结肠癌和心脏病的最新报道，我前来进行帕金森病方面的讲座。

几个月前，我和我的朋友兼同事（现在的共同作者 Bas Bloem）写了一篇题为“帕金森病大流行”的论文[2]。我们在这篇文章中解释了神经系统疾病是世界上使人致残的主要原因，其中增长最快的不是阿尔茨海默病而是帕金森病。从 1990 年到 2015 年，帕金森病患者的数量翻了一倍多，从 260 万增加到 630 万[3]，到 2040 年这一数字将再翻一番达到 1290 万，增幅惊人（图 0–1）[4]。

这是我所知道的，也是我研究的。当我站在拥挤的房间前时，对即将看到的景象毫无准备。演讲开始时，我问听众中有多少人的朋友或家人患有帕金森病。我还没来得及问完，就有两百多人举手了，也就是说几乎整个房间的人都举手了。每个人都环顾四周。当看到这个场景时，一阵沉默笼罩了我们。无论是作为专家还是作为曾经的数据统计者，这些都不重要。数据总是让人感觉疾病离我们很遥远，而现在摆在我面前的就是帕金森病大流行的证据。

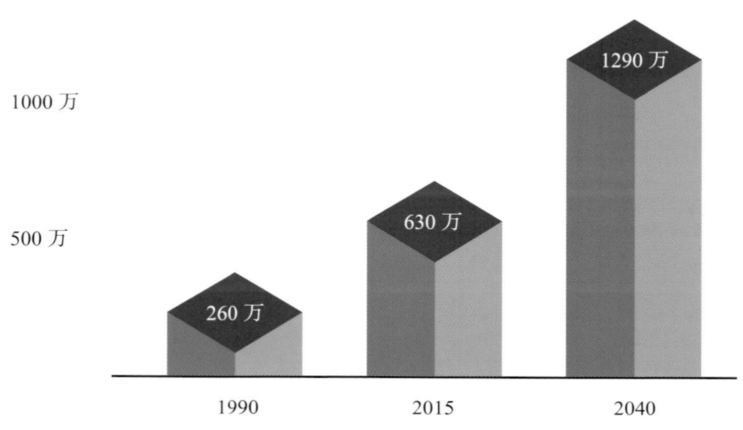

▲ 图 0–1　**1990—2040** 年全球患帕金森病的预估人数[5]

帕金森病的特征是震颤、动作迟缓、僵直、平衡障碍和行走困难。它还会引起一系列的非运动症状，比如嗅觉丧失、便秘、睡眠障碍和抑郁。大多数帕金森病患者是在50多岁或更晚的时候确诊的。这不仅仅是老年人的疾病。在这些患者中，有10%的人在40多岁或更年轻的时候就患上了帕金森病。

帕金森病是由大脑中产生多巴胺的特定区域的神经细胞丢失引起的。多巴胺是大脑中帮助控制诸如行走等运动的化学物质。这种疾病有多种病因，包括环境危害如空气污染、一些工业溶剂和特别的杀虫剂。此外，某些基因突变、头部创伤和缺乏定期锻炼都会增加患病风险[6]。

这种疾病的规模让人感到难以承受，其挑战令人生畏。但在某些情况下，可以阻止帕金森病的发生，而且我们可能已经知道该怎么做了。

与此同时，虽然帕金森病还没有治愈方法，但它的许多方面是可以治疗的。就像运动能降低患病风险一样，它也能帮助缓解症状[7]。补充大脑中丢失多巴胺的药物也是有益的。然而大剂量或长期使用一些药物会导致并发症。在某些情况下，脑部手术可以帮助治疗这些不良反应[8]。

尽管帕金森病是一种进展性的疾病，随着时间的推移而恶化，但大多数人仍然能活得很长久，生活也很充实。特别是在确诊后的最初 5～10 年，患者可以从事高水平的工作、旅行和享受生活。

当然，这种疾病仍对患者及其家人造成严重影响。多达 40% 的帕金森病患者最终将需要养老院的照料，而照料的负担是巨大的[9]。其预期寿命略有下降，许多人死于跌倒或肺炎[10]。

※ ※ ※

1817 年开始出现对帕金森病的描述。当时的伦敦正处于工业革命的鼎盛时期[11]，James Parkinson 博士观察了 6 个步态异常和肢体颤抖的患者。众所周知，帕金森病在当时是非常罕见的。

无论是我们对帕金森病认识的提高，还是寿命的延长，都不能完全解释我们现在面临的诊断激增的原因。我们对另一种神经系统疾病多发性硬化症的认识也有所增加，我们也改进了诊断工具。多发性硬化症的发病率确实在上升，但这种上升并不像帕金森病那样呈指数增长（图 0–2）。至于老龄化，当然更多的人寿命更长。如 1900—2014 年，英国 65 岁以上的人口数量增加了 6 倍。然而在同一时期，帕

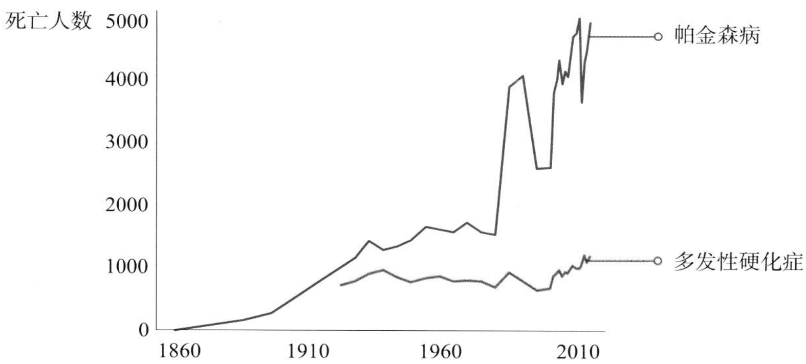

▲ 图 0-2 **1860—2014 年英国帕金森病和多发性硬化症的死亡人数** [12]
20 世纪 80 年代编码的变化可能是这一时期死亡记录波动的原因

金森病导致的死亡人数增长速度大约快了 3 倍。

我们是怎么走到这一步的呢？虽然工业化提高了世界各地的收入和预期寿命，但工业化的产品和副产品也可能增加帕金森病的发病率 [13]。18 世纪时英国的空气污染开始恶化，19 世纪时金属产量及其产生的有害气体的增加，20 世纪 20 年代工业化学制品使用量的增加，20 世纪 40 年代引用的合成杀虫剂（其中许多是神经毒素）[14]。所有这些都与帕金森病有关，也就是说暴露在这些物质中的人比一般人群患帕金森病的概率更高。

这种联系的证据是显而易见的。那些工业化程度最低的国家患帕金森病的比率最低，而那些转型最快的国家（如中国）患帕金森病的比率最高[15]。大量研究发现，特定的金属、杀虫剂和其他化学物质都与帕金森病有关[16]。动物在实验中接触到这些物质时就会出现帕金森病的典型特征（包括行走困难和震颤）[17]。

尽管有大量证据，但我们在管理这些有害物质方面做得很少。EPA 曾提议禁止使用一种与帕金森病有关的化学物质（一种叫“三氯乙烯”的溶剂），但在化工业的谏言下，2017 年该部门决定无限期推迟这项禁令[18]。三氯乙烯的使用如此之多、如此广泛，清洗油脂、硅片和干洗去除污渍，甚至在 20 世纪 70 年代以前用于去除咖啡中的咖啡因，几乎所有人在日常生活中的某个时间点都会接触到[19]。部分使用至今且仍在继续。几乎一半的有毒废物填埋场都被三氯乙烯污染，每个州都能发现这种情况，如此污染严重的这些土地必须由 EPA 或责任方进行清理[20]。全国还有数以千计被污染的土地，包括我在写这本书的时候发现有一处污染的土地就在距离我家 15 分钟路程的地方[21]。

其结果是三氯乙烯还污染了高达 30% 的美国饮用水[22]。因为它很容易从地下水和土壤中蒸发，所以该溶剂可以通过空气进入家庭或办公室而不被发现[23]。帕金森病不是最令人担忧的安全风险。根据 EPA 说法，三氯乙烯甚至还会致癌 [24]。

三氯乙烯仅仅是我们所知的危险化学品之一。而百草枯是一种剧毒的农药，包括中国在内的 32 个国家已经禁止使用 [25]。接触这种化学品会使患帕金森病的风险增加 150%[26]。EPA 却无所作为，在过去十年里，它在美国农业上的使用量翻了一番 [27]。

神经毒素毒死蜱是美国使用最广泛的杀虫剂，在高尔夫球场和数十种农作物（包括杏仁、棉花、葡萄、橙子和华盛顿州的苹果）上也有应用。它不仅与帕金森病有关，还与儿童的大脑发育问题有关。但是 EPA 又一次搁置了禁令。当联邦法院开始对该化学品采取禁止行动时，特朗普政府提出了上诉 [28]。2019 年 7 月 EPA 在回应法院的最终裁决时，允许继续使用毒死蜱 [29]。

所有证据都表明帕金森病大流行的全面影响并非不可避免，在很大程度上是可以预防的。然而我们不能保持沉默。

我们以前也遇到过威胁人类生命的其他疑难病。其中三种疑难病分别是脊髓灰质炎、艾滋病和乳腺癌，它们与帕金森病有相似之处，为我们如何应对帕金森病提供了有价值的经验。脊髓灰质炎是一种使人致残的神经系统疾病。艾滋病病毒在很短的时间内感染了全球许多人。乳腺癌可能有环境和遗传两方面的原因[30]。从某种程度上，社会忽视了这三种疾病，直到人们详尽了解了这些疾病及造成死亡的人数后，他们才挺身而出。这些行动改变了疾病的进程，也改善和拯救了数百万人的生命。

这就是我们写这本书的原因。是的，我们敲响了疾病大流行的警钟。然而我们也知道，如果现在对这些疾病所带来的挑战做出反应，就能使更多的人解除痛苦。无论是个人还是集体，都可以采取一些切合实际的行动以阻止悲剧的进一步发生。

在本书中我们将讨论能够减缓帕金森病的新政策，防护措施和财力支持。例如荷兰早在几年前就禁止了三氯乙烯、百草枯等其他与帕金森病有关的杀虫剂，并初见成效。发病率已开始下降[31]。这表明控制帕金森病的流行是我们能够做到的。

我们还将研究如何为今天数百万帕金森病患者提供更好的支持和护理。将会看到即将出现的新疗法，以及这些用来减缓或阻止帕金森病进程的新疗法离临床应用有多远。其中一些会及时帮助那些已经患有这种疾病的人，还有一些甚至可以完全预防帕金森病。

在书的最后，概述了我们能做些什么来降低患病风险，提供更多的资源，向那些需要的人提供更多的专业服务，以延缓帕金森病的发展。

在书中，将重点描述勇敢的患者、不知疲倦的护理人员和无畏的倡导者的经历。聆听到他们的故事，学习他们的经验并从他们的行动中得到激励。

我们共四个人（一个神经科学家和三个专门研究帕金森病的神经病学家）把大部分的职业生涯都献给了这个疾病。20 年前，Todd Sherer 博士进行了一项突破性的研究，将杀虫剂与帕金森病联系起来。现在他领导着 Michael J. Fox 帕金森研究基金，该基金会是世界上研究帕金森病最大的私人资助机构[32]。Michael Okun 博士是第一个将帕金森病定性为流行病的人，他开创了针对该疾病患者的外科治疗新方法，并就这一话题撰写了多部著作和多篇文章[33]。Bas Bloem 教授是帕金森病步态障碍和跌倒方面的权威，并合作创建了世界上最大的帕金森病患者护理项目[34]。我和同事们一起利用新技术扩大了照护的覆盖面并开发了评估监测疾病的新方法[35]。我们所有人都在努力研发更好的治疗方法。

虽然希望让患者生活得更好，但我们真正的愿望是阻止人们面对帕金森病。当我们在诊所里看到患者头部受伤，或是接触农场中杀虫剂、工作中的有害溶剂、周围被污染的地下水及家中被污染的空气时，我们感到很难过。这些帕金森病风险都是可以减少的。是我们人类制造了这一疾病，现在要通过努力来消除它。

（苏　源　康家宁　译）

上　篇
一种可怕的疾病
A Formidable Disease

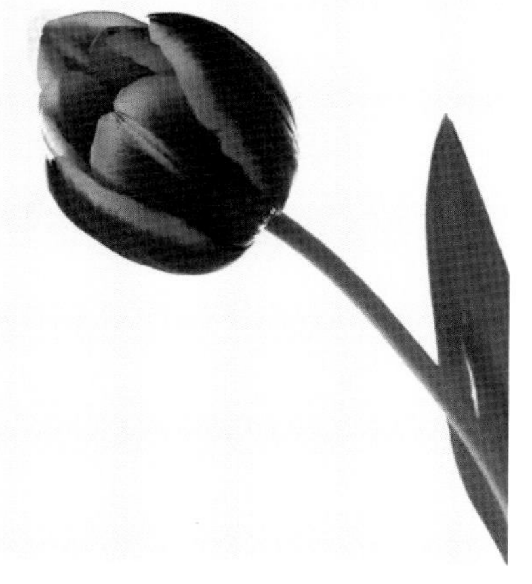

第 1 章　六个伦敦人：一种新疾病的发现及其病因

Six Men in London: The Discovery of a New Disease and Its Causes

不幸的患者认为帕金森病是一种恶魔，他无法摆脱它的支配。

——James Parkinson 博士，“震颤麻痹论”，1817 年 [1]

19 世纪，英国的工业革命正在蓬勃发展。James Watt 的蒸汽机主要以煤矿为燃料。提炼钢铁建造新的桥梁，轮船和电报则把不同的岛屿连接起来。纺织机能够大量生产羊毛和棉花，煤气灯能够照亮剧院，作家 Jane Austen 对社会规范进行了挑战。伦敦作为这一切的中心，人口数量不断猛增，蓬勃发展，欣欣向荣 [2]。

伦敦的污染问题变得越来越严重。城市居民和工厂将生活和工业废水排到泰晤士河中。卫生条件差和过度拥挤造成传染病的传播，包括霍乱、斑疹、伤寒和肺结核等。随着新工业的出现，新的化学品和污染物不断涌现，诗人 William Blake 称其为“黑暗恶魔作坊”[3]。

根据环境研究人员的说法，很难完全观测到整个 19 世纪伦敦空气的污染程度[4]。工业浓雾（图 1–1）经常笼罩着伦敦，致使一般的经济活动被迫暂停，甚至使伦敦这座城市滋生了犯罪土壤[5]。在这些朦胧的街道上，经验丰富的医师观察到了一些新现象。

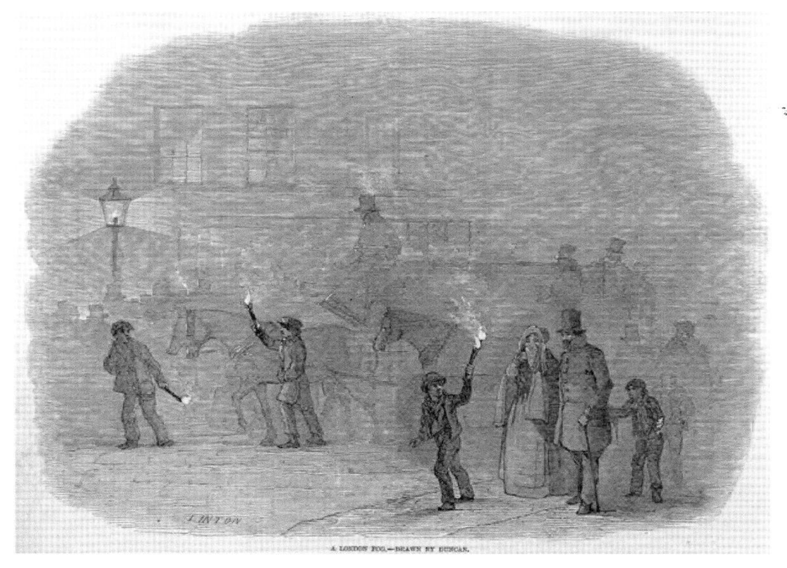

▲ 图 1–1　**1847 年“雾都”伦敦**

一、帕金森病简史

James Parkinson 博士是一个女权主义者、激进主义者、古生物学家、精神病患者的辩护者[6]。由于政治立场激进，他曾经使用化名，并因涉嫌参与暗杀 George 三世国王的阴谋而入狱[7]。然而，他对人类最不朽的贡献不是他的政治，而是一篇注定要成为医学经典的文章。

1817 年，Parkinson 是伦敦霍克斯顿广场当地的医生。约 200 年前，William Shakespeare 曾在此创作过许多戏剧作品。Parkinson 的文学贡献就是一篇标题为“震颤麻痹论”的文章。那时，他已治疗患者超过 32 年，拥有丰富的临床经验[8]。Parkinson 在文章中描述了 6 个男人，其中 3 个是他在街上看到的，有着相似的特征：颤抖、姿势弯曲、步态异常及平衡不稳[9]。

古代汉语、埃及语、希腊语和印度语的文献对这些类似症状描述较少，而 Parkinson 文章的阐释是最具实质性的[10]。正如他指出的那样，震颤早已为人所知，并且还有多种病因。然而，Parkinson 还观察到有关步态方面的多种症状，当时还尚未进行分类[11]。他的文章很受欢迎，但几十年后人们才认识到其重要性[12]。

在 James Parkinson 的文章发表 50 年后（图 1–2），法国著名神经学家 Jean Martin Charcot 博士将这种疾病称为“Parkinson 病”（la maladie de Parkinson），即“帕金森病”[13]。Charcot 在关键特征列表中增加了运动迟缓和僵硬[14]。他还指出，并不是每个帕金森病患者都有震颤的症状。

到 19 世纪末，帕金森病的临床特征已广为人知。现代

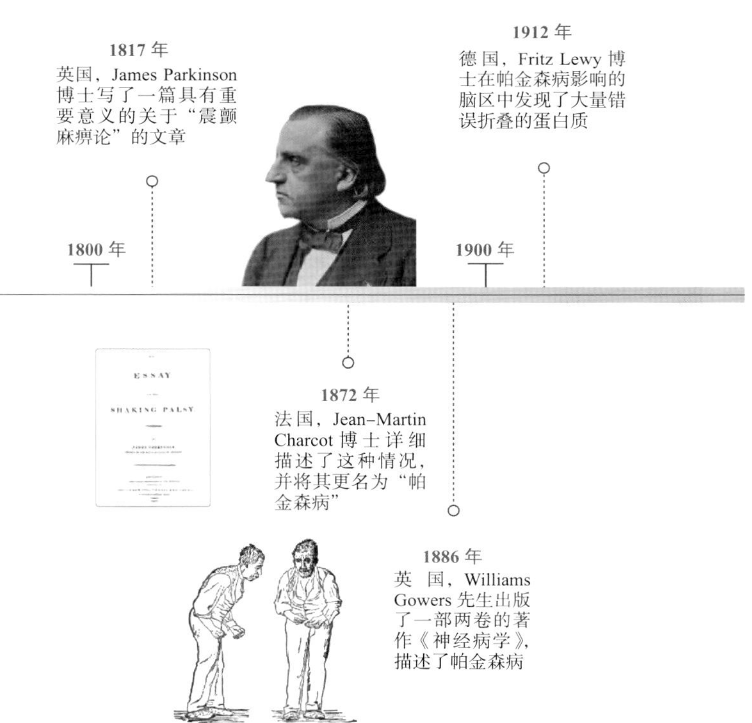

▲ 图 1–2　**200 年间（1817—2017 年）帕金森病的发展历程**

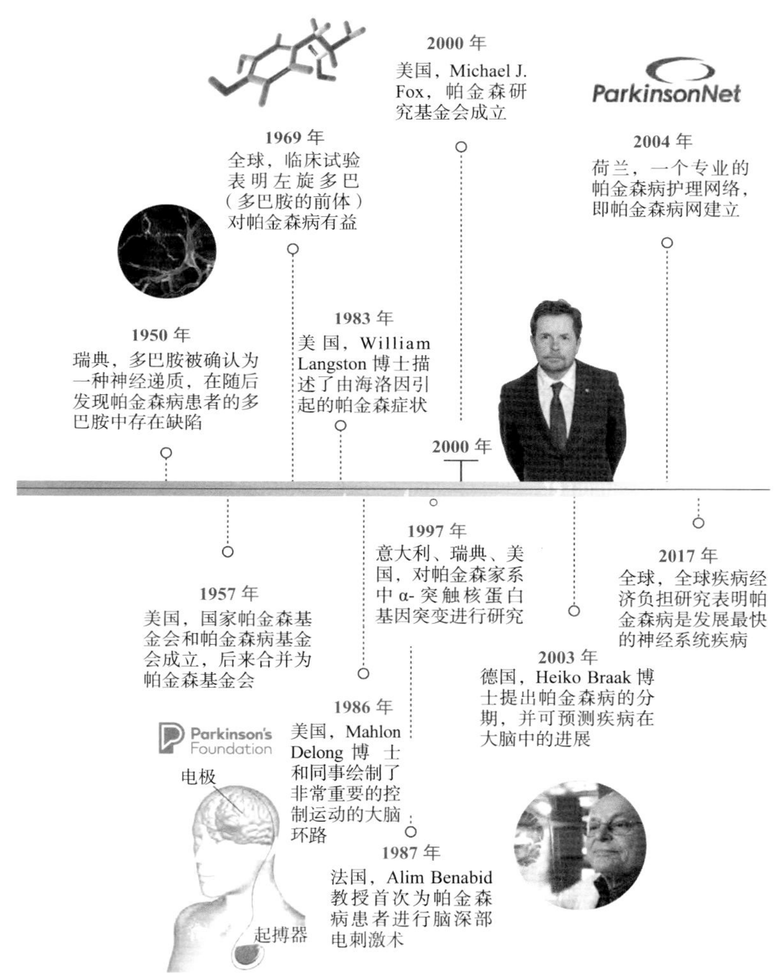

▲ 图 1–2（续） **200 年间（1817—2017 年）帕金森病的发展历程**

医学之父 William Osler 先生在 1892 年的医学教科书中写道，“这种疾病非常具有特征性，诊断结果一目了然”[15]。尽管帕金森病的外部特征表现很突出，但潜在的生物学变化却不明显。

二、多巴胺的作用

Parkinson 和 Charcot 在当时还不能观察到患者大脑中发生的变化。长期以来，科学家们轻视、淡化和忽视了多巴胺这一化学物质。一位 20 世纪 50 年代的瑞典药理学家 Arvid Carlsson 对多巴胺有着不同的看法[16]。在实验中，他证实多巴胺可以使神经细胞相互连通。换句话说，多巴胺是一种神经递质。

Carlsson 还指出，运动脑区中含有高浓度的多巴胺。为了证明这种化学物质的重要性，他给兔子使用了一种降低大脑中多巴胺浓度的药物。兔子失去了跳跃和躺下的能力。当给兔子注射左旋多巴（一种可通过神经细胞转化为多巴胺的药物）后，兔子恢复了活力[17]。

Carlsson 于 1960 年向科学界介绍了他的研究。他以为同行们会比较兴奋。相反，他的研究几乎受到了普遍的质疑[18]。一些医生甚至认为左旋多巴可能是一种毒药[19]。

尽管最初感到恼怒，Carlsson 后来却说："当人们说不相信我时，我很高兴。我觉得我可能走在正确的轨道上。"[20] 确实如此。他的努力和毅力就是现在最有效治疗帕金森病方法的基础，他还因此获得了 2000 年诺贝尔奖。

尽管有人持怀疑态度，但也有研究人员从 Carlsson 停下的地方继续研究[21]。他们在检测死者大脑中的多巴胺含量时，发现帕金森病患者大脑中的多巴胺含量比没有这种疾病的人低十倍。在 Carlsson 确认的通常富含多巴胺的同一个脑区中，多巴胺浓度特别低。有这样一个简单的关系：多巴胺含量越低，症状越严重[22]。

正常情况下，富含多巴胺的脑区被称为黑质，拉丁文为"黑色物质"的意思。它的名字源于该区域产生多巴胺的神经细胞中一种色素的颜色。在帕金森病患者中，这些神经细胞会逐渐凋亡（图 1–3）。

事实证明，帕金森病不仅影响黑质中产生多巴胺的神经细胞，也会使大脑中产生不同神经递质的其他区域的神经细胞丢失[23]。这种额外的损伤是帕金森病造成许多非运动症状的原因，如睡眠障碍、焦虑、疼痛和思维困难[24]。其中一些症状甚至比多巴胺控制的运动症状更具致残性[25]。

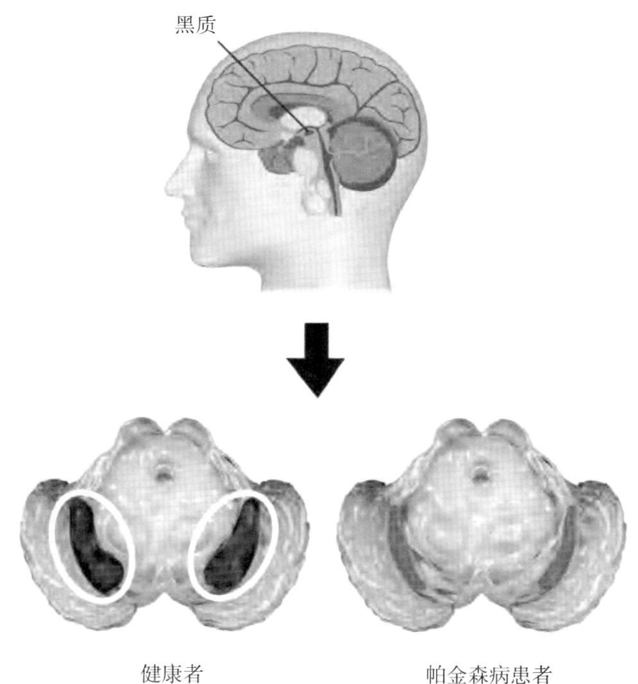

▲ **图 1-3　健康者和帕金森病患者的黑质（拉丁文为“黑色物质”）**
在帕金森病患者大脑中，黑质是神经细胞凋亡的关键区域之一

基于 Carlsson 在兔子实验上的突破，研究人员后来在人类身上尝试了左旋多巴。试验结果是相当惊人的[26]。医生们写道：“卧床不起的患者，坐着不能站起来的患者，以及站着不能走路的患者，在服用左旋多巴后，这些活动都能轻松进行。他们可以行走，甚至可以奔跑和跳跃。”[27] 此后多个临床试验验证了这些令人震惊的效果[28]。

牵头了多项有关左旋多巴研究的希腊裔美国科学家 George Cotzias 博士将其称为“这个时代真正的奇迹药物”[29]。

三、探索历程

现在人们已经知道帕金森病的许多症状都是由缺乏多巴胺引起的。但是没人知道是什么杀死了产生多巴胺的神经细胞。Parkinson 博士曾经推测这种疾病是由于大脑最下部受压导致的[30]。约翰霍普金斯医院的创始教授之一 William Osler 先生认为，暴露在寒冷和潮湿的环境中，以及工作上的担忧和焦虑是可能的原因[31]。然而上述两种原因都不正确。最初观点的来源是令人难以相信的。

1982 年 7 月 16 日，在加利福尼亚州圣何塞的一家医院，一名神经内科住院医生打扰了 William Langston 博士早晨喝咖啡的时间。“Langston 医生，你必须来这里，”他说，“我从来没见过这样的病，也没人知道这个患者得了什么病。”[32]

Geroge Carillo 是一名 42 岁的男子，有吸毒史，刚刚被送进了一家精神病院。根据 Langston 描述：“患者的病情确实很特殊。他显然是清醒的，但实际上没有自主的活动。

看起来就像左旋多巴问世前晚期帕金森病的典型病例。但这个病例并不符合一般情况，他刚过四十岁，症状几乎在一夜之间就出现了。这对我们来说是一个‘医学之谜’。”[33]

在这个医学谜团的刺激下，Langston 和同事查看了新闻报道，并联系警方，看看是否还有其他人和 Carillo 症状一样。他们很快就了解到了还有 5 个有相似症状的人也住在北加州。这些人之间并没有明显的联系，直到 Langston 深入了解了他们的病史，才意识到这些人都使用了一种新合成的海洛因，这种海洛因最近在北加州几个城市的街区比较流行[34]。这 6 名患者几乎都出现了帕金森病包括震颤在内的所有典型运动症状[35]。

帕金森病通常表现为症状逐渐进展，与之不同，这些人快速出现了早期症状而且非常严重。在 2 周之内，他们已经发展为“几乎完全无法动弹，完全无法清晰地讲话，呆滞凝视和不断流口水”[36]。帕金森病患者通常需要数年才能达到这种疾病的晚期程度。

虽然左旋多巴能帮助所有患者，但需要终身治疗，很快就会出现明显的并发症，并伴有严重的残疾。Langston 描述了他们的命运：“想象一下再也不能正常活动了，当你想举起手臂的时候却永远举不起，永远无法走到餐桌，你的生活永远改变了。”[37] Connie Sainz 是最初生活在加州的患者之一，当她出现症状时才 25 岁。于 2018 年前去世，她与病魔一起相伴了 36 年[38]。

Langston 很想知道造成患者残疾的原因。Langston 和同事从警察和友好的经销商那里获得了合成海洛因的样品后，发现该药物含有一种叫作 MPTP 的化学物质。

MPTP 的生产并不是故意而为之的。它的制造商试图合成一种类似于处方药哌替啶的药物，在街上进行销售。在这个过程中，意外地生产出了 MPTP[39]。它在大脑内被转化成一种叫作 MPP+ 的化合物，这种化合物可以杀死黑质中的神经细胞，这些细胞在帕金森病患者的大脑中会凋亡。这是 Langston 和同事发现帕金森病机制的首个致病原因（框 1–1）。

事实证明，Langston 在加利福尼亚的患者并非首例因 MPTP 产生类似帕金森病样症状的人[41]。另一个受害人 Barry Langston 在此几年前就被确诊，尽管这件事非常重要，但在一本不起眼的杂志里几乎遗忘了他的故事[42]。1966 年，Barry 出车祸时腕部和腿部骨折，当时他只有 14 岁。为了减轻疼痛，医生给他开了阿片类药物。Barry 很快产生药物依赖，开始滥用药物[43]。

框 1–1　什么是帕金森病样症状？

帕金森病样症状是描述由某种原因引起的震颤、运动迟缓、僵直和平衡障碍等临床症状的总和。它的病因很多，包括 MPTP、一些抗精神病药物、感染和神经系统疾病。帕金森病是出现帕金森病样症状最常见的原因。其他疾病也会引起这些症状，但它们通常会有自己疾病的附加特征。

“帕金森病”（Parkinson’s disease）通常仅表现为帕金森病样症状，很少表现出可引起帕金森病样症状的其他疾病特征，且对左旋多巴反应良好[40]。

事故发生 10 年后，Barry 在乔治·华盛顿大学主修化学。据他母亲 Geraldine 说，他性格开朗友善，喜欢帮助别人。不幸的是，他仍然药物成瘾。

Barry 想找到一种能够让自己清醒的方法。他没有去戒毒所，而是在父母的地下室建造了一个实验室[44]。他告诉母亲，这个想法是要开发一种非成瘾性的药物，一种类似于美沙酮的药物，以后人们可以大量使用，这将有助于摆脱他在学校里的坏习惯。

Barry 从附近的 NIH 和贝塞斯达海军医院图书馆中挑选了一些化学图书。这门学科很棘手，研究进展不顺利。他继续实验，直到有一天，也许是为了伸展，他把胳膊举过头顶，但却无法再放下[45]。据他母亲说，他不得不竖着手臂四处走动[46]。

一位机敏的神经科医生意识到 Barry 的症状，包括明显的运动迟缓和震颤，加在一起就是帕金森病[47]。这名神经科医生用左旋多巴治疗 Barry，他的症状很快就解除了。因为这个病例很不寻常，Barry 被转到美国国家卫生研究院以倾听其他专家的观点。

在那里，一组由医生和科学家组成的团队为他看病，其中包括 Eric Caine 博士，他现在是罗切斯特大学的精神病学教授。Caine 回忆起 Barry，他是一个“像板一样僵硬、动作极其缓慢”的年轻人。他说情况不容乐观。“你这个人足够聪明，能做复杂的化学实验，但是从现在来看，预后很糟糕。”经询问，Barry 产生帕金森病的病因，似乎与他正在进行的实验以及生产和服用过的药物有关。

美国国立卫生研究院的一位化学家到 Kidstons 家取回了 Barry 的一些实验室设备。研究人员想在实验室中复制他在地下室的实验。生产出与 Barry 实验室玻璃器皿上发现的相同的化学物质[48]。科学家们得出结论，他的症状可能是由他草率合成的类阿片药物所致[49]。最终，经确认 MPTP 为 Barry 得病的罪魁祸首，和加州帕金森病患者小组患病的药物成分是一样的[50]。

不幸的是，Barry 没有停止滥用药物。1978 年 9 月的一个早晨，他打电话给一个朋友接他离开父母家。他走了，这是父母最后一次见到他。他妈妈说："他走出家门穿过停车棚，微笑着挥手告别。"[51]

晚上 10 点左右，Barry 家门铃响了。外面有三位男士：一个州警官、一个联邦调查局特工和一个验尸官。人们发现 Barry Kidston 已死在美国国立卫生研究院校园的一棵树下，死因是过量服用可卡因[52]。后来对他的大脑进行的尸检表明其黑质的神经细胞遭到破坏[53]。

在 1985 年，Kidstons 在证词中向国会分享了他们的故事[54]。希望别的父母免于经历这种痛苦，并从他们儿子的悲剧中吸取教训。

有些事情确实发生了。根据 Langston 的说法，从 Kidstons 一家遭受的磨难中可以看出，针对"帕金森病流行病学的研究"已经开始了[55]。科学家开始寻找其他可能致病的环境因素。

科学家们很快意识到有毒的 MPP+（由 MPTP 产生）的化学结构与一种名为百草枯的杀虫剂极为相似[56]。这种相似性使得加州的 Langston 和其他人发现了与帕金森病相关的其他化学物质。新发现的化学物质包括杀虫剂鱼藤酮和橙剂，它们在越南战争期间侵蚀了越南的丛林[57]。

发现 MPTP 在帕金森病机制中的作用带来了另外的好处。Langston 意识到，这将使研究人员能够创建该疾病的动物模型（框 1–2），这是以前无法实现的[58]。特别值得注意的是，自然界中没有任何动物会自发患上帕金森病。用 Langston 的话来说，它是"一种人类独有的疾病"[59]。但是现在 MPTP 可以在动物身上造成这种症状，可以在动物身上测试新疗法。Langston 和同事因此利用 MPTP 的毒副作用来推动帕金森病的研究[60]。

在 20 世纪 90 年代，埃默里大学的研究人员开始研究常见的农药鱼藤酮是否会引起帕金森病。鱼藤酮来源于植物，曾经作为家用杀虫剂售卖。如今，它仍然在渔业被用来消除入侵物种[64]。

Timothy Greenamyre 博士和两位年轻的神经科学家 Ranjita Betarbet 和 Todd Sherer 博士给大鼠注射了一种化学物质[65]。研究人员称，这些动物随后表现出帕金森病的特征，

框 1–2　什么是动物模型？

科学家利用动物来研究包括帕金森病在内的疾病。在某些情况下，疾病是自然发生在动物身上[61]。例如，狗会自己生病，包括高血压、心力衰竭和糖尿病。而其他疾病，比如帕金森病，是人类特有的病症。因此，为了研究这些疾病，科学家制造患病的动物模型（通常为小鼠或大鼠）来进行研究。这样可以通过化学方法，如注射 MPTP 或通过改变动物的基因来实现。

虽然动物模型为许多科学进步做出了贡献，包括麻疹疫苗和治疗糖尿病的胰岛素，但也有其局限性[62]。尽管人类和老鼠的基因相似（老鼠和人类具有 95% 的相同基因），但并不是所有在老鼠身上的结论都能适用于人类。

这些实验也是以动物的健康和生命为代价的。动物研究应遵循三个原则：第一，在不需要使用动物就能得到可靠结果时切勿使用；第二，应尽量减少使用动物的数量；第三，应减轻对动物的伤害[63]。

包括运动迟缓、步态不稳、姿势异常，以及一只或多只爪子晃动，让人联想到静止性震颤。当检查大鼠的大脑时，发现了这种疾病的其他标志物，包括产生多巴胺的神经细胞的丢失。他们怀疑长期接触低含量的某些有毒化学物质可能最终会导致帕金森病[66]。

由于发现杀虫剂会导致大鼠和小鼠患帕金森病，Langston试图将这项研究扩展到人类身上。因此，他加入了 Caroline Tanner 博士的团队，Caroline Tanner 是一位帕金森病专家，拥有环境健康科学博士学位，现就职于旧金山加利福尼亚大学。他们想知道在与杀虫剂有密切接触的人群如农民，接触鱼藤酮和其他杀虫剂是否会增加帕金森病的患病风险[67]。

他们发现使用特定杀虫剂（包括百草枯和鱼藤酮）的农民患帕金森病的概率是不使用杀虫剂的 2 倍多。在许多情况下，接触杀虫剂发生在诊断前 15 年或更长时间。研究结果表明，长期接触某些杀虫剂确实会在数年或数十年后导致患帕金森病。

四、寻找遗传因素

在确定了帕金森病的首个环境因素的 15 年后，研究

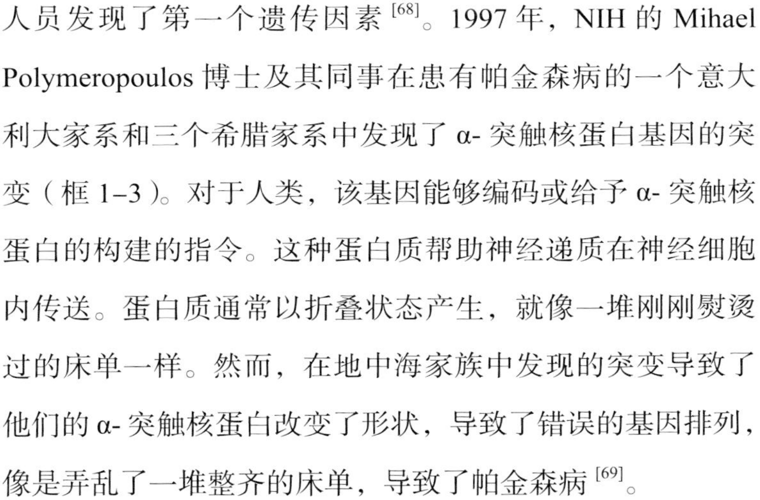

人员发现了第一个遗传因素[68]。1997 年，NIH 的 Mihael Polymeropoulos 博士及其同事在患有帕金森病的一个意大利大家系和三个希腊家系中发现了 α- 突触核蛋白基因的突变（框 1–3）。对于人类，该基因能够编码或给予 α- 突触核蛋白的构建的指令。这种蛋白质帮助神经递质在神经细胞内传送。蛋白质通常以折叠状态产生，就像一堆刚刚熨烫过的床单一样。然而，在地中海家族中发现的突变导致了他们的 α- 突触核蛋白改变了形状，导致了错误的基因排列，像是弄乱了一堆整齐的床单，导致了帕金森病[69]。

框 1–3　什么是基因？

基因是一段 DNA，它为构建蛋白质提供指令。蛋白质是细胞的工人，具备各种功能，包括为细胞提供结构、传递分子、抗击感染和进行化学反应。

人类大约有 20 000 个基因。像任何信息一样，基因由正常序列也就是一系列字母或符号组成。突变改变了这个序列。其中一些变化会改变蛋白质合成的方向。一个基因可以产生多种突变，在一定意义上可以有很大的不同，表现为从没有影响到导致疾病，甚至死亡。

环境因素和遗传因素均可使蛋白质错误折叠（图 1–4）。发生这种情况时，错误折叠的蛋白质可能对神经细胞产生毒性并引起疾病。错误折叠的 α- 突触核蛋白并没有像正常情况下帮助传送神经递质，而是在神经细胞中形成团块。这种错误折叠也可能扩散到其他神经细胞，最终导致更多的细胞凋亡[70]。这会导致帕金森病。

当蛋白质生成后，它们就像新鲜的亚麻布一样被堆叠或折叠。这是它们的正常状态
环境因素和遗传突变会导致蛋白质错误折叠
当 α- 突触核蛋白错误折叠时，这种蛋白质会对神经细胞产生毒性，并可能导致帕金森病
在帕金森病，错误折叠的蛋白质会形成称为路易小体的团块。这些是疾病的标记物

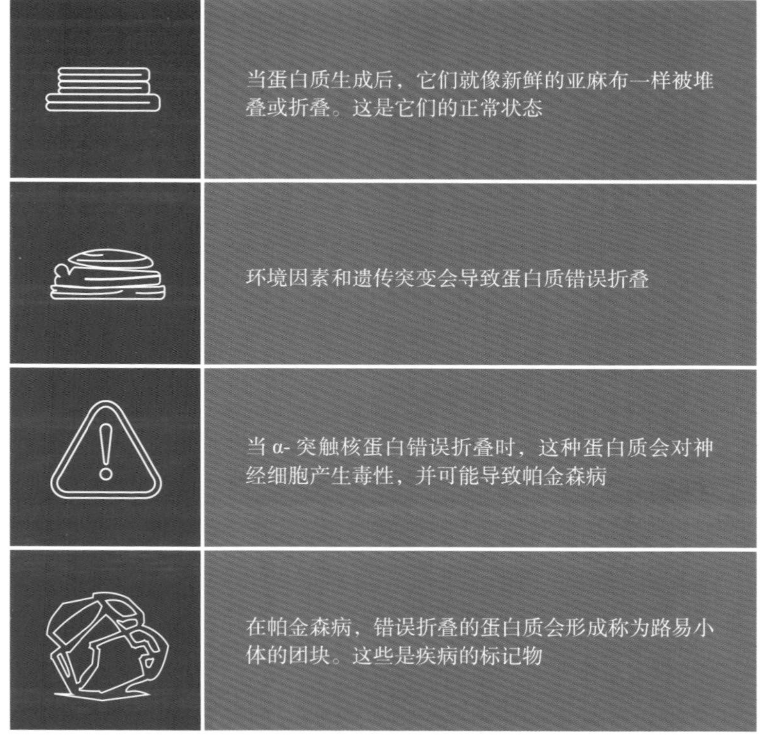

▲ 图 1–4　错误折叠的蛋白质如何导致帕金森病

在这种聚合体被确认为 α- 突触核蛋白基因突变的 80 年前，后来逃离德国的犹太神经学家 Fritz Jakob Heinrich Lewy 博士观察到了这种聚合体可能造成的损害。Lewy 博士利用当时最先进的显微技术，对帕金森病患者的大脑进行了尸检[71]。在这些大脑中，他是第一个观察到错误折叠蛋白质簇的人，这些蛋白质后来被确定为 α- 突触核蛋白[72]。他注意到，错误折叠的蛋白质在神经细胞内形成了团块，看起来就像垃圾袋一样——全部收集起来准备处理。这些蛋白质簇就是后来人们所知的“路易小体”。存在于包括黑质在内的受帕金森病影响最大的脑区。路易小体现在被认为是该病的标记物，几乎存在于所有病例中[73]。

尽管 α- 突触核蛋白的基因突变很少见，但发现它的意义重大。这表明并非所有的帕金森病都是由环境因素造成的。此外，还促使研究人员找到了许多其他与帕金森病有关的基因。其中一些基因的突变，如 α- 突触核蛋白的突变，足以引起这种疾病。另外一些突变只会增加帕金森病的发病风险，这种风险通常会随着年龄的增长而增加。

五、发现个体风险

Google 的共同创始人 Sergey Brin 在 2008 年 9 月 18 日写了一篇名为“ *LRRK2*”的博客文章[74]。4 年前，一个研究小组确定了帕金森病最常见的遗传原因——*LRRK2* 基因突变[75]。科学家们已经了解到，与普通人群中 1%～2% 患有帕金森病的人相比，20%～40% 的阿什肯纳兹犹太人和北非阿拉伯柏柏尔人患有帕金森病，他们有潜在的 *LRRK2* 基因突变[76]。对于 Brin 来说，这些发现是他亲身经历的。

Brin 的母亲患有帕金森病，“她总是被帕金森病困扰，因为她的姑妈也患有这种病。”Brin 写道。当时他的妻子 Anne Wojcicki 与人共同创立了直接面向消费者的基因检测公司“23 and Me”时，Brin 签约成为早期客户。他发现他和母亲携带相同的 *LRRK2* 基因突变[77]。

根据基因测试结果，Brin 有患帕金森病的高风险，概率为 20%～80%，他写道：这使我处于一个非常特殊的境遇。我从小就知道自己很容易患帕金森病。现在有机会调整自己的生活，以减少这种可能性。在我可能患病之前，还有机会进行和支持帕金森病的研究，我觉得自己很幸运能在这个位置上工作。在发现“不老泉”之前，我们所有人在年老时都会有一些状况，只是不知道那时会是什么样。我几乎比任何人都能更好地猜测我可能会患上什么病，而且我还有几十年的时间来做应对的准备[78]。

在过去的几年里，Brin 和 Wojcicki 创办的基金会为帕金森病的研究贡献了超过 1 亿美元[79]。

随着环境和遗传因素被确定为帕金森病的可能病因，研究人员试图确定其相对的重要性。1999 年，加州的 Tanner 和 Langston 对二战登记处的 17 000 多对双胞胎兄弟（包括异卵和同卵双胞胎）进行了一项前瞻性研究。发现双胞胎兄弟患有帕金森病的可能性在异卵双胞胎（其基因与任何两个兄弟姐妹的基因相似）和同卵双胞胎（具有相同的基因）之间相似。结果表明，环境因素在帕金森病中更为重要。Tanner 说："现在我们可以第一次说，对于 50 岁以后被诊断出患有帕金森病的人来说，最常见的病因是环境因素。"[80]

然而，对于那些在 50 岁之前患上帕金森病的人来说，遗传因素似乎更为重要[81]。发病年龄越小，基因发挥作用的可能性越大。

如今对于约 10% 的帕金森病患者来说，潜在的遗传因素是他们患病的主要原因[82]。虽然这只是一个小部分人群，但这些遗传因素有助于科学家了解帕金森病的发展过程，并为新疗法提供了可能的目标。

与许多疾病一样，帕金森病的大多数病例可能是由环境和遗传因素共同作用的结果[83]。例如，并不是所有接触百草枯的人都会患上帕金森病，即使是高剂量的百草枯也是如此（比如农民长期与之接触）。大多数人是不会患病的，就像85%～90%的吸烟者不会得肺癌一样[84]。对于这两种疾病，其他一些遗传因素也起一定的作用[85]。

同样，大多数的遗传因素导致帕金森病的说法也是不充分的。例如，*LRRK2*基因的突变并不总是导致这种疾病[86]。

因此，科学家们一直在寻找并逐渐发现环境因素和遗传因素之间的联系。2013年，研究人员发现，α-突触核蛋白基因突变的人，如果暴露在某些杀虫剂如百草枯和鱼藤酮中，即使在被认为安全的水平下，他们的神经细胞也有可能凋亡[87]。动物研究中也发现，同样的相互作用会导致产生多巴胺的神经细胞丢失[88]。其他有关*LRRK2*基因突变的研究也发现了相似的结果[89]。

在Parkinson的论文发表两百年后，研究人员发现了许多导致帕金森病的病因，但更多的病因仍有待发现。和癌症一样，帕金森病不是一种单一病因的疾病，而是由多种不同致病因素造成的。

已故的 William Weiner 博士是马里兰大学的帕金森病专家，他在 2008 年写道："没有单一因素造成的帕金森病也从来没有发生过。"为了表明该疾病的多种致病原因（包括环境因素），Weiner 建议使用术语"帕金森病"（Parkinson diseases）[90]。这些不同类型的疾病可能有自己的病因、症状、进展速度及可能的治疗方法[91]。

六、令人惊讶的新假设

在 1817 年这篇文章的结尾，Parkinson 博士建议其他研究人员采用人体解剖检查来发现这种疾病的原因和性质。他说这样做可以确定帕金森病的"真实本质"及治疗方法[92]。

差不多两个世纪后，科学家们接受了这个挑战。两位解剖学家 Heiko Braak 博士和他的妻子 Eva Braak 博士（已故）检查了数百个大脑。2003 年，Braak 夫妇和同事提出了这种疾病的分期和一个令人吃惊的新假设：帕金森病并非始于大脑[93]。

研究人员怀疑这种疾病是否可能是由一种尚未确认的病原体引起的。任何可以引起疾病的病原体，它可能是病毒、细菌或其他外部因素。我们知道导致α-突触核蛋白错误折叠的一个原因是遗传基因突变。但是，Braak怀疑，其他病原体是否会通过鼻子或肠道进入体内，引起α-突触核蛋白错误折叠，继而扩散到大脑并引起疾病[94]？

环境中的杀虫剂和其他化学物质、传染性颗粒物是可能的病原体。它们可以通过鼻子吸入或通过消化道摄入，从而导致α-突触核蛋白错误折叠[95]。

为了有说服力的证据来支持这个假设。Braak和他的第二任妻子Kelly Del Tredici博士（图1–5）为这一论点提供了附加支撑[96]。路易小体，即那些折叠错误的α-突触核蛋白蛋白簇，首先不是在大脑中发现的，而是在负责嗅觉和肠蠕动的神经中发现的，这些神经存在于鼻子和肠道中。鼻子和肠道可能是这种神经系统疾病的两个入侵点。

负责运送食物通过肠道的神经被称为迷走神经。这条神经开始于靠近大脑底部的脑干中，除了肠道外，还走行于其他身体部位，包括心脏和肺，帮助调节心率和呼吸。

对于帕金森病，迷走神经可能是使Braak提出的“不明病原体”从肠道进入到大脑的通道，导致蛋白质的错误

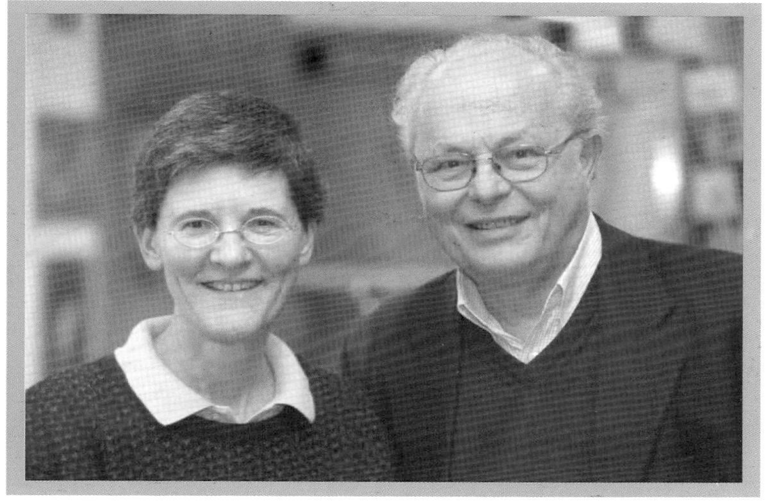

▲ 图 1–5　**Heiko Braak** 博士和他的妻子 **Kelly Del Tredici** 博士的照片
由 Heiko Braak 博士提供

折叠[97]。帕金森病的病理特征，即帕金森病的标记物，沿迷走神经向上蔓延，就像“一排倒下的多米诺骨牌”一样，蔓延到控制运动和思维的高级大脑中枢[98]。最近的研究证实帕金森病的病理学改变确实可以在神经细胞间扩散，也就是说这种错误折叠似乎是可蔓延的[99]。

路易小体的扩散反映了症状的发展[100]。鼻子和肠道内的蛋白质错误折叠与帕金森病的一些最初症状相吻合，即嗅觉丧失和便秘。这些症状可能发生在出现典型的运动症状数年或数十年之前[101]。当疾病到达大脑的黑质时，就会出现诸如震颤之类的运动症状。但疾病并不止于此。在疾病的晚期，路易小体进一步扩散到大脑皮层，可能会导致痴呆和幻觉[102]。

Braak 假说可能确实是正确的。帕金森病可能起源于大脑和身体之外[103]。

自从精准描述帕金森病以来的两个多世纪，我们对这种疾病有了比较广泛的认识。现在能够更好地理解环境因素、遗传因素以及它们之间的相互作用，恰好迎合了帕金森病流行的研究。

（王瑞丹　方伯言　译）

第 2 章　一种人为的疾病大流行：化学物质如何加剧帕金森病的发展

A Man-Made Pandemic: How Chemicals Have Fueled the Onslaught

帕金森病会不会实际上是一种人为的疾病？

——William Langston 博士

（于 1997 年发现 MPTP 是帕金森病的诱因 [1]）

1961 年，来自全国各地的神经病学家聚集在新泽西州大西洋城，参加了美国神经病学学会第八十六届年会。他们见到了许久未见的老朋友，在木板路上交换了不同的信息，并聆听了两位哈佛大学神经学家 David Poskanzer 和 Robert Schwab 有趣的新想法。他们认为帕金森病于 1980 年前作为一个主要的临床实体将会消失 [2]。

他们的主张起源于第一次世界大战期间的维也纳。一名驻扎在俄罗斯前线的奥地利飞行员 Constankn von Economo 回到了城市，重新开始了其神经病学家的职业生涯。那是 1916 年，他的国家还有很多需要照顾的受伤士兵[3]。

von Economo 在照料退伍军人的头部外伤之余，还注意到了患者另一种奇怪的新疾病。这种疾病会意外地击倒患者，他称之为“昏睡病”。他还观察到患者经常处于最不舒服姿势的情况下例如进食或工作时睡着[4]……在开始出现睡眠症状后，患者会出现头痛，恶心和发热等症状，最后许多人会在昏迷中去世。

在 1915 年至 1926 年之间，昏睡病蔓延到欧洲和北美，影响了全世界约 100 万人[5]，然后突然消失了。到 1928 年，没有再增加新的病例，此后，仅有少量相关的报道[6]。

那些恢复好的患者常常在几个月甚至几年后出现不同的症状，包括动作缓慢、僵硬和震颤。看起来很像现在的帕金森病患者[7]。唯一的区别是这些人还很年轻，这些症状是由于先前疾病引发。其中有些人还只是青少年[8]，几十年来，他们的身体一直处于冻结状态，无法运动或交流。

神经病学家和作家 Oliver Sacks 博士在他的经典著作《觉醒》中描述了许多患者经历着 von Economo 观察到的昏睡病，数年后却发展成严重的帕金森综合征。他写道，许多幸存者都是“眼睛凝视不动；处于抑制状态……身体开始摇摆；行动相当迟缓并目光呆滞[9]”。Sacks 还写道，这些患者“像鬼一样虚弱，像僵尸一样消极。慢性病医院、疗养院、疯人院或特殊人群收容所接纳了他们。人们已经把他们完全遗忘了，但他们中有些人还确实活着[10]”。

Sacks 在 20 世纪 60 年代第一次遇到 Leonard Lowe 时，曾在布朗克斯（Bronx）的一家精神病医院工作。46 岁的 Lowe 除了右手的微小动作外，一直处于静止和冻结状态。Lowe 十几岁时就出现了帕金森综合征的早期症状。Sacks 说：“他的右手开始变得僵硬、无力、苍白和萎缩。”症状慢慢地发展，但 Lowe 仍然以优异的成绩从哈佛毕业。后来，在攻读博士学位时，他的残疾变得非常严重，以至于不得不终止了研究工作[11]。Lowe 和像他一样的患者们正在“等待觉醒”[12]。

觉醒发生在 1969 年 3 月。Sacks 在给 Lowe 用上了左旋多巴（框 2-1）2 周后，他突然发生了“转变”。四肢僵硬的症状消失了，感到精力充沛。能够书写和打字，可以从椅子上站起来，在帮助下走路，并且能大声而清晰地说话……他享有一种过去 30 年来从没有体会到的健康和幸福。

> 框 2–1　什么是左旋多巴？
>
> 左旋多巴是治疗帕金森病最有效的药物。在大脑中，它会转化为多巴胺，而帕金森病患者大脑中缺乏多巴胺。像所有药物一样，它也有不良反应。随着时间的流逝，高剂量药物会引起不自主运动。通常是扭动或另类的舞动，使人难以坐立或站立不动。左旋多巴和类似药物也可能诱导冲动行为。

不幸的是，对于 Lowe 而言，左旋多巴的益处是短暂的。药物引起了不自主的运动和攻击性行为，导致 Sacks 停止了 Lowe 的药物治疗。后来在 Robert De Niro 的电影《觉醒》中曾被描述过，说他的身体从来就没有恢复好过，最终于 1981 年去世。

20 世纪 50—60 年代，在大西洋城会议上曾经引起轰动的神经病学家 Poskanzer 和 Schwab 也治疗过像 Lowe 这样的人。他们认为大多数帕金森病是由于“昏睡病”引起的。随着这些“昏睡病”患者的死亡，这种疾病也将随之消失[13]。

Poskanzer 十分肯定自己的观点，他在 1974 年《时代》

杂志上发表文章说："如果哪位医生给我发送一份出生于 1931 年以后被明确为帕金森病患者的诊断报告，我就送他一瓶威士忌[14]。Poskanzer 说："到目前为止，我只买了 14 瓶——这些患者中只有 14 名年轻患者是确诊的。"《时代》杂志的文章总结道，"未来，帕金森病患者应该更少了，当然，前提是 Poskanzer 必须赢得赌注。"

当然，Poskanzer 输了。尽管大多数同时代人支持他和 Schwab 的论点，但也有小部分人不支持[16]。Margaret " Peggy" Hoehn 博士是一位开创性的神经病学家，当时很少有女性入读医学院（图 2-1）。Hoehn 于 1930 年出生于旧金山，先后在加拿大和伦敦的皇后广场接受过培训，随后成为哥伦比亚大学神经病学副教授，并成为世界领先的有关帕金森病方面的权威专家之一。

在 Poskanzer 大胆地在时代杂志上押注两年后，Hoehn 区分了 von Economo 所描述的昏睡病和 James Parkinson 所描绘的典型的帕金森病[17]。前者是一种未知的疾病所引起的，并已经逐渐消失。而后者的发病率则在上升。就在 Poskanzer 下注之前，Hoehn 证明了由于昏睡病引起的帕金森病是十分罕见的。众所周知，帕金森病患者并没有消失，反而增加了。

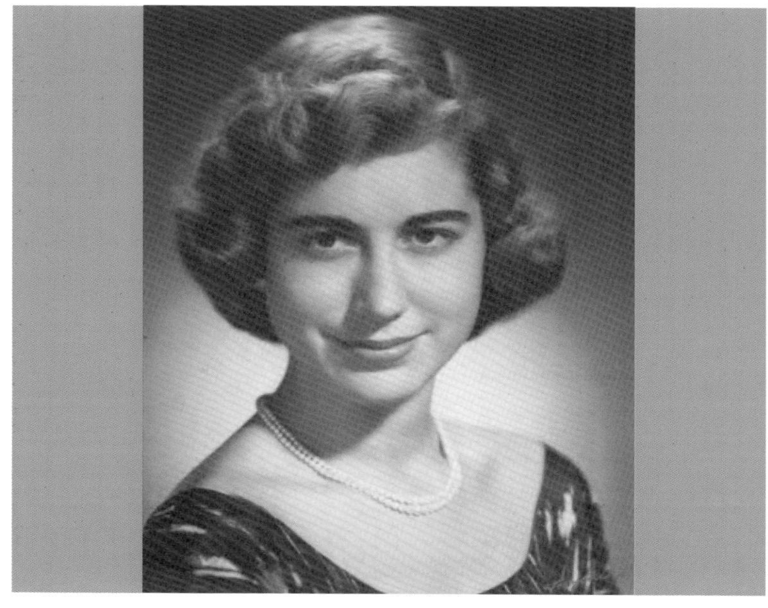

▲ 图 2-1　**Margaret "Peggy" Hoehn** 博士的照片 [15]

在过去的25年中，帕金森病是唯一一种神经系统疾病，即使在调整了年龄之后，按其死亡、残疾和患者人数测算得出的负担成本也都在增加 [18]。由于较少的报道量和漏报、漏诊及延误诊断，真实的数量一定比估计的还要多 [19]。

一、疾病蔓延的引擎

Parkinson 博士 1817 年发表于伦敦的论文，在时间和地点上与工业革命高潮是有关联的。帕金森病的蔓延可以密切追踪到英国工业化的发展。这个时代制造的新化学品可能会推动帕金森病患者数量的飙升。数十项研究（包括实验室中的人类和动物）都表明两者是相关联的。已知的有害物质种类繁多，不止包括百草枯、鱼藤酮和橙剂。还包括某些溶剂，空气污染物和一些金属，如用于焊接的锰[20]。几乎我们所有人在过去现在和将来都可能接触到这些危险因素。除非我们希望更多的人患上帕金森病，否则必须改变自己的习惯。

第二次世界大战后，开始使用合成农药（框 2–2）。到 1990 年，产量猛增至每年 300 万吨以上，或人均超过 1 磅[21]。1990 年至 2016 年间，农药的使用量又增加了 70%[22]。在同一时期，中国的年度农药使用量从 80 万吨增加到 180 万吨，翻了一番。每年每个人使用超过 2.5 磅的农药[23]。农

框 2–2　什么是农药?

农药是用于杀死无益的昆虫、动物、真菌或植物的化学物质。杀虫剂、杀真菌剂和除草剂都是农药，其中一些（如鱼藤酮）是由植物生产以保护自身的。其他的称为合成农药，是人类创造的。

药提高了农作物的产量，降低了成本，而且大多数与帕金森病无关[24]。但是，一些最常用的农药却与疾病风险的增加有关。即使存在不增加患病风险的农药，我们也应该消除那些已知会对脑分泌多巴胺有毒副作用的农药。当然，农药并不是唯一的使用量增加的工业品。用于溶解其他物质的溶剂（框 2–3）源自于 19 世纪下半叶的煤炭和焦油行业[25]。自那时以来，这些化学品已在消费品和工业产品中衍生出了很多附属产品，包括化妆品、清洁溶剂、油漆、药物产品和汽车生产用品[26]。据估计，有 8% 的劳动者定期使用溶剂[27]。几乎我们所有人在家都接触过溶剂，如在家中使用的护肤品；还有橱柜中的清洁剂，车库中的油漆甚至我们服用的药丸。

三氯乙烯与帕金森病有关，它是最常见的工业溶剂之

框 2–3　什么是溶剂？

溶剂是用于溶解另一种物质的液体。例如水是无害溶剂。它可以溶解很多东西，如糖、盐和速溶咖啡，仅举几例。其他常见的家用溶剂包括卸甲油和油漆稀释剂。工业溶剂则用于化妆品中的溶解颜料，在干洗中去除斑点，以及在汽车行业中去除油脂。

一。其产量在全球范围内都在上升，特别是在中国[28]。

研究人员还发现，空气污染会增加患帕金森病的风险。吸入极少量的有毒颗粒会绕过大脑的正常保护机制，直接伤害大脑[29]。随着全球工业化的发展，全球范围内的空气污染呈指数增长。中国快速发展的工业化城市中的有毒烟雾可与早期工业革命的伦敦相媲美。

毫不奇怪，帕金森病的发病率在工业化国家中增长最快。在过去的 25 年中，按年龄层结构调整的帕金森病患病率在全世界范围内增加了 22%，在印度增加了 30%，在中国增加了 116%[30]。

帕金森病的负担更多地落在男性身上，他们更有可能从事接触与疾病相关的工业品的职业。例如，在美国，75% 的农民、80% 的金属和塑料从业者，90% 的化学从业者，91% 的画家，96% 的焊工和 97% 的害虫防治工人为男性[31]。男性患帕金森病的风险也比女性高 40%[32]。

二、年龄因素

20 世纪人类最伟大的成就之一就是预期寿命翻倍[33]。1900 年，全球平均寿命只有 31 岁；到 2000 年，已达到 66

岁[34]。现在 65 岁以上的人数正在增加（图 2–2）。

但是随着年龄的增长，我们患帕金森病的可能性也会增加[35]。尽管衰老本身不太可能是疾病的原因，但是在某种程度上，寿命的增长确实会让神经细胞丢失，从而使人患上帕金森病[37]。

造成帕金森病的环境和遗传因素需要时间才能显现出来。出现震颤等症状前的 20 年或更长时间[38]，实际上就可能已经得病了，在此期间，疾病可能会从肠道和鼻子扩散到大脑的下部，然后逐渐延伸至大脑上部。随着时间的推移，更多的神经细胞死亡。当大约 60% 的神经细胞消失后，帕金森病的典型特征才显现出来。

因此，随着老年人口的增加，患有帕金森病的人数也

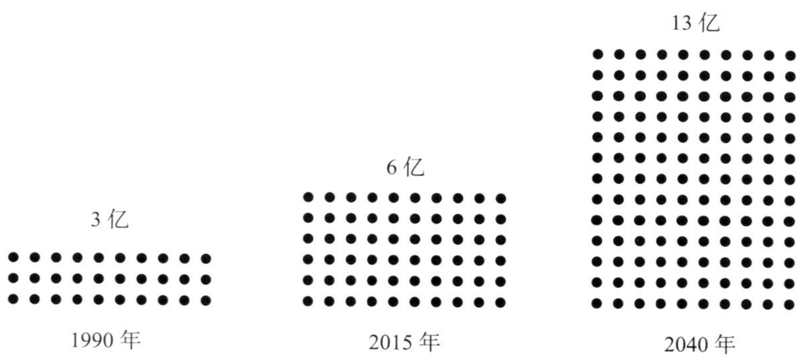

▲ 图 2–2　**1990—2040 年全球 65 岁以上的人口数量**[36]

将增加。实际上，一个人的患病风险会随着年龄的增长而急剧上升。从 40 岁开始，患帕金森病的风险每过 10 年就会增加约 3 倍 [39]。仅在 2019 年，就有 60 000 个人或每周超过 1000 个美国人被诊断出帕金森病。

现在我们的寿命将会越来越长。最近的头条新闻强调，由于自杀和阿片类药物的流行，美国的预期寿命有小幅下降，但从长期来看，还仍保持上升的趋势 [40]。到 2030 年，45 岁成人患病的风险将比如今增加 10% [41]。随着寿命的延长，我们中的更多人将面临帕金森病的风险。

三、吸烟的悖论

吸烟与肺癌的关联为理解环境危险因素与帕金森病之间的关系提供了一个模型。就像帕金森病一样，出现香烟之前，肺癌曾经非常罕见 [42]。按照斯坦福大学的历史学家 Robert Proctor 说法："一个病例引起了医生的特别注意，认为这是他一生只能见到一次的怪病。" [43] 然而，随着 19 世纪后期香烟的工业化生产和大规模销售，肺癌的发病率迅速上升 [44]。

第二次世界大战结束时，英国的肺癌患病率高涨，没人知道原因。有人推测，柏油马路上的灰尘可能是原因，也有人认为是第一次世界大战遗留下来的毒气造成的[45]。为了回答这个问题，医生和流行病学家 Richard Doll 博士和统计学家 Bradford Hill 于 1951 年进行了一次简单研究。他们对近 6 万名英国医生进行了调查。要求参与者提供姓名，年龄和地址。还询问了医生的吸烟史。然后，研究人员记录了这些医生的死亡人数和原因。他们发现，随着吸烟量的增加，肺癌死亡率稳步上升[46]。进一步的研究支持了这些结果，最终得出结论，吸烟引起了肺癌[47]。

肺癌与帕金森病一样，外在的风险因素必须持续多年。仅短暂吸烟（数年而不是数十年）的人患肺癌的风险要低得多[48]。在两种疾病中，接触到可能致病的化学品与出现疾病之间存在着一种滞后关系。

此外，人们戒烟后患肺癌的风险下降[49]。对于帕金森病，我们也应寻求这种机会，即减少一未来与疾病相关的环境风险因素的接触。

吸烟与帕金森病的关系也有悖常理。根据大量研究，吸烟实际上降低了患帕金森病的风险——达到了惊人的 40%[50]。吸烟降低风险的可能原因尚未确定。一些研究表明尼古丁可以保护神经细胞。其他研究表明吸烟可能会增强对环境毒素的分解 [51]。

吸烟还可能通过鼻子或肠道来提供保护作用 [52]，会阻止或干扰导致帕金森病的外部因素进入。吸烟时吸入烟气，这改变了鼻道的覆盖物范围和局部的免疫反应 [53]。

吸烟也会显著地改变肠道；肠道微生物组（肠道中的菌群）在我们身体里面的细菌超过 100 万亿种，远远超过人体细胞的数量 [54]。

最近的研究表明，吸烟和帕金森病可能会影响肠道微生物组 [55]。例如，吸烟会增加某些细菌的数量，这些细菌可能会增强肠道的屏障功能 [56]。这种屏障指肠内壁，它是我们消化环境与自身环境之间的主要接触面，其主要功能就是阻止有害物质的进入。

因此，吸烟者细菌水平的升高可能有助于增强屏障功能，从而有可能保护人们免受帕金森病的侵害。或许，它们中数量众多的某种细菌，正在抑制其他种类有害细菌，而这些有害细菌可能是帕金森病进展的一个因素。在 2016 年的一项研究证明肠道菌群加剧了疾病的进展 [57]。当转基因小鼠接受抗生素治疗以杀死肠道内的细菌时，帕金森病的病理学特征减少了。

更为显著的是，肠道菌群的功能就是移植作用。给老鼠移植非帕金森病患者的粪便（含有大量肠道细菌）后，老鼠的运动功能没有改变。但是，给老鼠移植帕金森病患者的粪便后，其运动功能就会恶化。这些结果表明肠道菌群可能正在影响大脑。需要更多的研究探索新出现的肠－脑轴之间的关系，包括粪便移植在将来某一天能够来治疗帕金森病的可能性[58]。

不管吸烟有何潜在好处，为了减少帕金森病的风险。谁都不应该吸烟（或继续吸烟），吸烟与该疾病的因果关系尚未得到证实。吸烟带来的负面影响（包括平均损失 10 年的生命）远远超过其潜在的缓解帕金森病的积极作用[59]。

综上所述，工业化的发展和老龄化的到来以及减少吸烟可能会使帕金森病的未来负担远远超过先前估计的 1290 万人。未来预测，由于考虑到上述危险因素，到 2040 年将会有 1750 万人因此而患上帕金森病[60]。这个数字与 1855 年在英国死于该病的 22 人相差甚远[61]。

四、一种新的流行病

据已故的人口卫生专家 Abel Omran 博士说，流行病学是对人群发生的事情的研究[62]。在整个人类历史中，人们所经历的都是饥荒和传染病，有时以大流行病形式出现。与只限于特定社区的流行病相反，大流行病覆盖了较大的地理区域 [63]。在 14 世纪，黑死病在整个欧洲和亚洲使 2 亿人致死 [64]。1918 年的流感大流行杀害了 5000 万至 1 亿人 导致全球预期寿命空前下降 [65]。由于公共卫生的进步，传染病不再是死亡和残疾的主要原因，而慢性病成为新的原因 [66]。1971 年，Omran 在一篇著名的关于人口变化的论文中称我们当前的时代为“退行性疾病和人为疾病的时代” [67]。其中包括癌症、糖尿病、心脏病和帕金森病 [68]。

这种转变致使“大流行病”的定义扩展到包括非传染性疾病。这些疾病的新携带者或“媒介”不是细菌或病毒，而是城市化、人口老龄化、全球化以及不健康产品的广泛应用 [69]。

帕金森病满足了大流行病的许多标准（表 2-1）[70]，该病在世界各地都有发现 [71]。在几乎每个地区，帕金森病的发病率都在上升 [72]。除此之外，帕金森病就像其他传染性疾病一样，工业化的发展越快，它传播的就越广。

中国是一个特殊的例子。随着国家经济的快速增长，农药和工业溶剂的使用也在增加，空气质量也较差 [75]。

表 2-1　大流行病的特征 [73]

特　性	帕金森病
地理上的传播	帕金森病影响全世界的个体
疾病传播	随着人口的老龄化和国家的工业化，该疾病正在全球蔓延
增长率	帕金森病是世界上增长最快的神经系统疾病，在世界几乎每个地区，其发病率都在上升
最低免疫率	根据我们现在所知道的，没有人对帕金森病免疫。它影响所有种族和背景的男性、女性、老人和年轻人
新发性	其在 200 年前就被清楚地描述过，在此之前可能很少见
传染性	该疾病不具传染性，不能从一个人传染给另一个人。但是，在人体内病理上确实是从神经细胞扩散到神经细胞
严重性	这是一种令人恐惧和衰弱的疾病，是所有疾病中最具破坏性的疾病之一

可以预见，中国也是世界上帕金森病患病率上升最快的国家 [76]。

与其他大流行病一样，这种疾病使人严重衰竭。在平均 15 年的病程中，帕金森病会导致人逐渐失去独立性，并需要养老院护理 [77]。尽管新兴疗法可以提高生存率，但它仍然是致命的。在美国，该疾病的死亡率呈上升趋势（图 2-3），目前已成为导致死亡的第 14 位原因 [78]。

遗憾的是，Poskanzer 和 Schwab 预测这种可怕的状

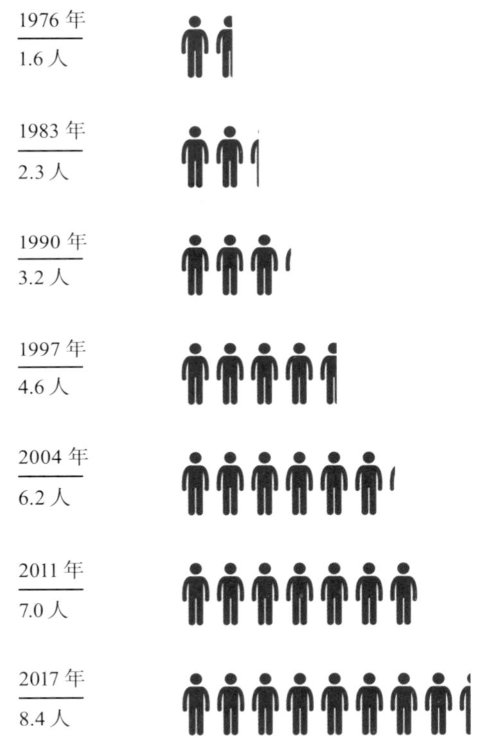

▲ **图 2-3　1976—2017 年美国每 10 万人死于帕金森病的人数**[74]

况即将结束，这是非常错误的。帕金森病的浪潮正席卷我们，影响着所有人（图 2-4）：民主党人（Jesse Jackson 牧师）和共和党人（Johnny Isakson 参议员），天主教徒（John Paul 教皇）和新教徒（Billy Graham 牧师），资本家（Jonathan Silverstein）和共产主义者（Deng Xiaoping），激进主义分

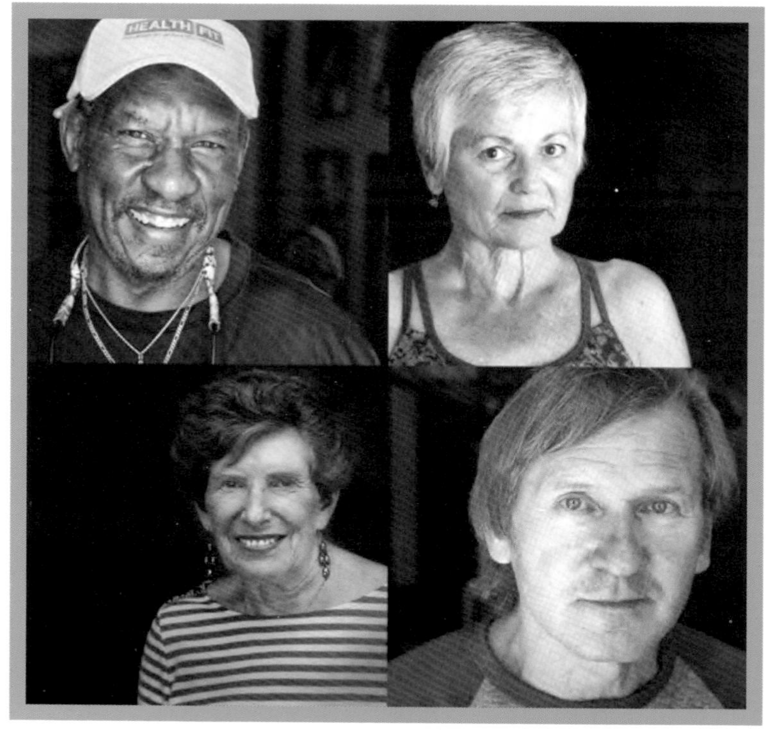

▲ 图 2-4　帕金森病患者（由 **Bob Dein** 博士拍摄）

子（Walter Sisulu）、演员（Alan Alda）、女星（Deborah Kerr）、宇航员（Rich Clifford）和律师（Janet Reno），拳击手（Muhammad Ali）、自行车手（Davis Phinney）和赛跑者（Roger Bannister 爵士），棒球运动员（Kirk Gibson）、篮球运动员（Brian Grant）、足球运动员（Forrest Gregg）和曲棍球运动员（Nathan Dempsey），记者（Michael Kinsley）和

摄影师（Margaret Bourke–White），歌手（Linda Ronstadt）和词曲作者（Neil Diamond）。

过去，即使在面对未知疾病的时候，人类也有应对它们的经验，帕金森病则不同。我们知道它正向我们逼近。因此，我们有机会从先前的病例经验中吸取教训并做好应对准备。

（段毅楠　方伯言　译）

第3章　克服淡漠心理：抗击脊髓灰质炎、艾滋病和乳腺癌过程中的经验教训

Vanquishing Indifference: Lessons from the Fights Against Polio, HIV/AIDS, and Breast Cancer

我们必须团结一致，否则和死人没有区别。

——剧作家兼艾滋病活动家 Larry Kramer [1]

1954 年 5 月 6 日，星期四，25 岁的医学院学生 Roger Bannister 在伦敦圣玛丽医院实习轮转圆满结束。然后，他登上前往牛津的火车，在朋友家中享用火腿和奶酪沙拉，之后前往 Iffley Road 路。下午 4:30 他遇到了业余全明星队友前来参加与牛津大学的比赛 [2]。那天刮着大风下着大雨，他却决定尝试前所未有的运动——在不到 4 分钟的时间内跑 1 英里（1609 米）。Bannister 说："我感到，如果不抓住机会，我可能永远不会原谅自己。" [3]

在 1200 名穿着大衣来观看比赛的观众面前，他迅速开始了比赛。Bannister 与他的两名队友一同迈步。"我放松得

如此之快，我的思想似乎与身体脱节了。”他说[4]。在拥挤的人群站起来鼓掌的气氛中。他的动力越来越强。

他用了三分零一秒跑了前三圈。速度很快但还不是足够快，必须在最后一圈重新调整速度。他描述了这段运动：“时间似乎停滞不前，唯一让我感到真实的就是我脚下的 200 码（183 米）赛道。那一刻，我感到有机会做一件非常出色的事情……我的身体已经精疲力竭了，但还在以同样的速度奔跑着……距离还剩 5 码（4.57 米），终点线似乎变得模糊了。最后几秒钟似乎是无穷无尽的一段时间。奋战结束后，前面的终点线似乎成为和平的天堂。”[5]

越过终点线后，Bannister 几乎昏倒在了工作人员的怀抱中。人群变得沉默，他打破了 4 分钟的纪录吗？答案来自赛道的播音员。他用扩音器对着所有人说：“女士们，先生们，这是第 9 项赛事（1 英里）的结果。第一名，41 号，RG Bannister，业余体育协会的业余运动员，曾就读于牛津大学埃克塞特学院和默顿学院（Exeter and Merton Colleges，Oxford），这是一个全新的历史纪录，经过确认后，它将是一个新英格兰本地、全英国、英国所有人、全欧洲人、大英帝国的纪录和世界纪录。时间是 3 分……”狂喜气氛淹没了在场的所有人[6]。

Bannister 现在是世界上跑得最快的人。但在同年晚些时候，在运动生涯的顶峰时期，Bannister 退役了，他开始追求一个全新的目标——接受神经科医师的培训。在接下来的 40 年中，他编辑了神经病学教科书，发表了重要的学术论文，并治疗了无数患者，其中包括许多帕金森病的患者 [7]。1975 年，他被女王伊丽莎白二世封为爵士。

在 2011 年，这位前赛跑者开始行走困难。被诊断为帕金森病。7 年后，88 岁的他在英格兰牛津安详地去世了 [8]。

Bannister 在他的一生中目睹了社会面临的问题并减缓了至少三种流行病的进展：脊髓灰质炎、艾滋病和乳腺癌。这些经验教训可以指导我们应对即使是伟大的 Roger Bannister 也无法摆脱的帕金森病。

一、脊髓灰质炎：遏制大流行

脊髓灰质炎是由脊髓灰质炎病毒引起的传染病。在卫生条件差的情况下，通过受污染的水或食物经口传播。可能会导致虚弱甚至呼吸困难。在 20 世纪初，这种疾病严重影响了儿童和家庭。这一切都在一百年前开始改变。

1921 年，Franklin Delano Roosevelt ——刚刚落选了副

总统，在家附近的纽约海德公园出席了童子军的节日[9]。Roosevelt 随后去了加拿大新不伦瑞克（New Brunswick）海岸的家中，在那里航行，帮助灭火，游遍了淡水湖，当他浸在当地海湾的冰水域中时，产生一种奇怪的感觉，“麻木，肌肉深处的疼痛和令人恐惧的寒冷”[10]。后来医生诊断出他患有脊髓灰质炎[11]。尽管最近的一些报道质疑该诊断的准确性，但随后的瘫痪进一步验证了未来的总统确实患上该病。

罗斯福向公众隐瞒瘫痪时，他曾特别重视秘密地恢复体力其目的是消除脊髓灰质炎。乔治亚州沃姆斯普林斯温泉水的浮力使他感到振奋，于是，买下了这个度假胜地，并组建了帮助脊髓灰质炎患者的基金会。1938 年，罗斯福担任总统后宣布成立了全国婴儿瘫痪基金会。该组织成为有史以来最大的自愿性的医疗组织机构[13]。例如，1954 年，该组织机构筹集的资金超过了美国癌症协会、美国心脏协会和国家结核病协会的总和[14]。

该基金会通过新颖的募捐方式彻底改变了慈善事业，其中许多筹款活动由组织主席 Basil O’ Connor 领导。由好莱坞名人（如艺人 Eddie Cantor）是最早支持该基金会的。在 1938 年的一次竞选活动中，他“十美分游行”的活动，要求人们将十美分直接送给白宫总统[15]。即使基金会的许多工作人员都反对这一想法，罗斯福总统却回答说：“继续吧。”[16]

在总统的支持下，Cantor 用他广受欢迎的广播节目发起了这项游行，以“使所有人，甚至包括孩子们，都能感受到我们在这场战斗中与总统同在”。Jack Benny、Bing Crosby 和独行侠（Lone Ranger）很快加入了这项活动，并呼吁支持“十美分游行”活动。

白宫预计邮件数量将大幅度增长。事实上是像海啸一般。Ira RT Smith 在白宫的邮件室工作超过 52 年了，他回忆道：两天后，信件如此之多好像屋顶要塌下来砸我一般。当时每天处理 5000 封信。在“十美分游行”开始的那天，收到了 30 000 封信，第二天收到了 50 000 封，第三天收到了 150 000 封。这些数字不断地上升，我们始终坚持收取信件，最后的信件数量令人难以置信。因为无法及时清理这些足量的零钱，导致美国政府的职能几乎停摆[17]。全体市民总共向白宫邮寄了 270 万份十美分，无数美钞和许多支票。“十美分游行”最终成为该基金会的正式名称[18]。

募捐不是基金会唯一的活动。该组织在电影院筹集资金，举办时装秀以筹集更多现金，并举办了第一个“海报儿童”活动，在未来几十年里，这些孩子将成为疾病的代言人，出现在无数的海报和小册子上。

该基金会还发起了首个脊髓灰质炎母亲游行活动，以筹集资金。1950 年 1 月的一个晚上，成群结队的妇女，她们中多数人来自于少数群体，走上了亚利桑那州凤凰城的街道。夜幕降临前，基金会在当地的一个地方放置了报纸，广播和广告牌，把传单发给学校的孩子们。信息很简单：今晚打开门廊灯！帮助脊髓灰质炎患者！这样一小时的时间，志愿者们挨家挨户上门，收集捐款者的捐款，这些捐款者通过打开门廊灯的方式表示愿意捐款[19]，那天晚上，这个城市变得生机勃勃，警报器鸣叫、汽车喇叭响起、探照灯扫过天空[20]。

捐款帮助了很多脊髓灰质炎患者。1938—1955 年，基金会在患者身上花费了其总预算的 2/3，即 2.33 亿美元。大部分用于支付患者的个人医疗费用，因为在 1940 年，全国仅有不到 10% 的人口拥有健康保险[21]。该基金会的未来目标是：不分年龄、种族、信仰或肤色的差异，任何患儿都不会为因缺乏资金而有所顾忌。为了兑现这一诺言，该基金会为美国 80% 以上的脊髓灰质炎患者提供了援助[22]。

即使在患者得到照顾的情况下，大流行病仍在继续蔓延。到 1950 年，脊髓灰质炎引起了极大的焦虑，人们开始远离聚会场所集，关闭了教堂和游泳池，这样就减少了病毒的传播机会。1952 年，美国人最担心的疾病就是脊髓灰质炎，而不是核战争 [23]。那一年，脊髓灰质炎美国暴发了最严重的脊髓灰质炎，患病 58 000 人，瘫痪 21 000 人，死亡 3000 人 [24]。

当时可选择的治疗方案很少。在疾病的早期阶段，当胸部肌肉瘫痪时，铁肺（需要患者躺进巨大的金属圆筒）通过调节气压来辅助呼吸。在疾病流行高峰期，数十名铁肺儿童住满了全国各地的医院 [25]。他们日复一日躺在这些管子里，只有他们的头露出来。眼睛上方的镜子让他们看到了更多的周围环境。几周后，大多数人会恢复了自主呼吸，但有些人最终依靠铁肺生活多年 [26]。显然，铁肺并不是脊髓灰质炎的解决办法。

最近已用于破伤风、白喉和百日咳的疫苗有可能提供更好的解决方案。为了开发脊髓灰质炎病毒疫苗，研究人员首先必须确定脊髓灰质炎的病因，他们发现多种脊髓灰质炎病毒株是造成疾病的原因。有了这些信息，在 Jonas Salk 博士和 Albert Sabin 两位领导的共同努力下，终于使脊髓灰质炎疫苗研发成为现实。

到 1953 年，Salk 已开发出一种包含灭活病毒的疫苗，准备进行大量的测试工作。超过 150 万名儿童参加了有史以来规模最大的公开临床试验[27]。1954 年，来自全国农村和城市地区的儿童、非洲裔美国人和高加索人、富裕或贫穷的儿童，总计有 60 万名儿童参加了临床试验。经证明该疫苗是有效的，并于 1955 年在美国广泛采用。

5 年来，脊髓灰质炎病例从 1952 年的 58 000 例峰值下降到 1957 年的 5600 例，下降至不足 1/10。当著名记者 Edward Murrow 问 Salk 拥有脊髓灰质炎疫苗专利的人是谁时，他回答说："好吧，这是我们共同努力的结果，没有特定的人。就好像你可以给太阳申请专利吗？"[28]

1961 年，也就是 Salk 疫苗研制 6 年后，Sabin 开发了一种弱化的活病毒疫苗，人们可以将其吞咽，因此更易于管理。这项新疫苗在全球范围内实现了大规模免疫，到今天为止已经使数亿甚至数十亿的儿童获益[29]。由于慷慨的慈善家、坚定的科学家及广泛的社会参与，当今脊髓灰质炎几乎像天花一样被扔进了疾病的垃圾箱，已经从地球上消失了[30]。

二、HIV：新的流行病

1981 年 7 月 3 日,《新福克斯时报》刊登了标题为“发生在 41 位同性恋者中的罕见癌症”的文章[31]。根据该文章，其中 8 名男子在被诊断后不到 24 小时去世。

他们感染了之后，研究人员才确定其为未知的人类免疫缺陷病毒（human immunodeficiency virus，HIV）。脊髓灰质炎流行 40 年后，这种新病毒对全世界数百万人造成威胁。它攻击被感染者的免疫系统。随着时间的流逝，他们的免疫细胞严重受损，很难抵御感染和癌症。这种疾病的晚期被称为获得性免疫缺陷综合征或艾滋病。

然而，就在短短的 15 年，由于空前的行动主义和科学的飞跃发展，这种致命的情况变成了可以治疗的。治愈已不再是不可想象的。2019 年，据报道，已经感染过艾滋病病毒的人，会摆脱再次感染这种病毒[32]。

在 1997 年的鼎盛时期，全球每年有 350 万人被诊断出感染 HIV，2005 年，艾滋病每年使 200 万人致死[33]。与罗斯福领导的脊髓灰质炎相比，20 世纪 80 年代，联邦对 HIV 的反应从无知变为沉默，再变为责怪受害者。1982 年，Ronald Reagan 总统的新闻秘书在新闻发布会上用艾滋病开玩笑，说他没有听到总统对正在出现的公共卫生危机表示关注[34]。

大胆而坚定的行动主义者填补了空白。参与者的早期持续关注的重点是预防。首次报道艾滋病病毒时，除了与美国同性恋男子有关外，对艾滋病知之甚少。在没有外界帮助的情况下，同性恋社区试图保护自己，与一些研究人员合作，确定了与疾病传播或蔓延相关的习惯做法。一旦确定性接触为危险因素，最终关闭同性恋澡堂，改变性行为，并且节欲。宣教活动（海报装饰着同性恋酒吧和城市街道）促使人们大量使用安全套，这种做法不仅阻止了艾滋病病毒的传播，也阻止了许多其他性病的传播（图 3-1）[35]。同性恋社区和激进分子的共同努力防止了艾滋病病毒扩散到世界范围内的数百万人。

今天，预防仍然是应对艾滋病最重要的基石。现在可以使用治疗药物用来阻止其蔓延。这些药物有助于防止艾滋病病毒从母亲传染给孩子，传播给未感染伴侣的风险降低了 96%[36]。预防艾滋病病毒的运动非常有效，在过去的 20 年里新感染这种病毒的个人数量有所减少，死亡人数在过去的 10 年中下降了，而存活率在过去的 30 年中有所增加[37]。

What Have You Got Against A Condom?
The simple act of putting on a condom can save your life, if they're used properly and every time you have sex. For more information about AIDS and condoms, call 1-800-342-AIDS.
AMERICA RESPONDS TO AIDS

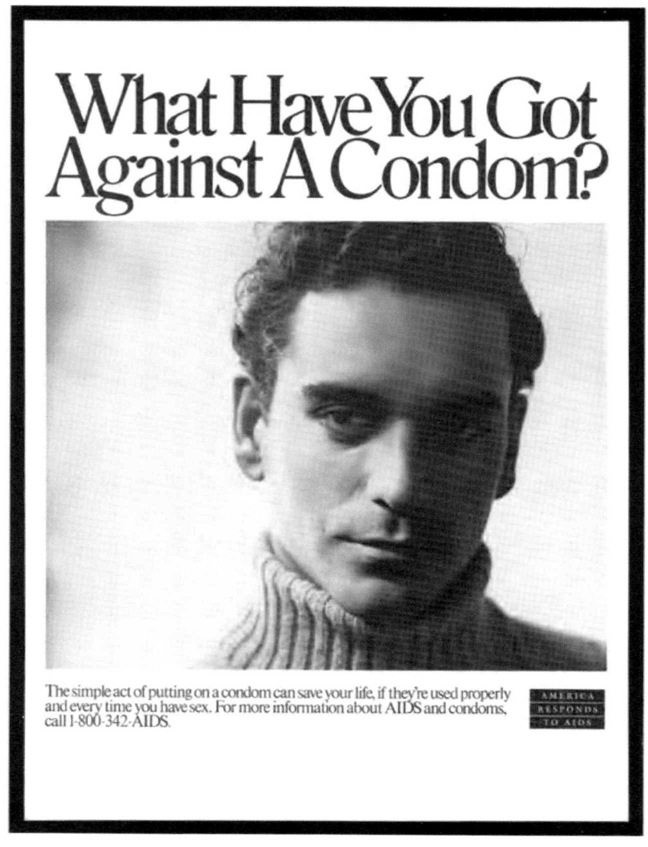

▲ 图 3-1　20 世纪 80 年代艾滋病教育资料的一个例子

早期，艾滋病病毒 / 艾滋病患者由于自身的原因而无法得到适当的治疗，而脊髓灰质炎主要影响儿童。在美国，艾滋病病毒主要感染同性恋男子。即使死亡人数上升，也无法消除偏见。在流行的最初几年，很少有医生愿意提供治疗，对这种疾病了解的医生甚至更少[38]。许多医院，包括美国一些最负盛名的医院，都拒绝接收患有艾滋病的人[39]。

社区内的患者独自遭受痛苦并与之抗争，患者也必须自己照顾自己，社区还必须为艾滋患者指定陪护人，以帮助他们去预约就诊、领取处方药、遛狗、去杂货店购物并整理床铺[40]。艾滋病的治疗方法仍遥遥无期，但患者迫切希望尝试任何治疗方法。艾滋病激进分子将自己的药房建在教堂外。他们设计了自己的试验疗法，从其他国家进口了抗病毒药物，并给同龄人发了大量的药物。为成千上万的客户服务。对于那些无法负担医院费用的人，朋友和家人为患者提供了自己的房屋用于治疗。本质上讲，社区自己创建了小型医疗系统[41]。

尽管艾滋病社区最初缺乏对这种疾病的认识，但这种情况很快就被改变了。1985 年，好莱坞演员 Rock Hudson，同时他也是 Ronald 总统和第一夫人 Nancy Reagan 的朋友，向公众表明他患有艾滋病。男性气质的代表人物 Hudson 遭受如此命运的事实，使社会更加容易接受这种疾病。

1 年后，13 岁的 Ryan White 帮助人们意识到了任何人都可能被感染。但他仍然对病毒无知。他为了治疗血友病进行输血，感染了 HIV，禁止他上学的同时还面临着巨大的偏见。他母亲说：“人们说他一定是同性恋，一定做了坏事或错事，不然他就不会生病。”[42]

一家人最终搬到印第安纳州的另一个城镇，在那里他受到当地学校的欢迎。他的病例引起了公众和联邦政府对艾滋病研究和治疗方面的更大支持，包括乔治 · H. W. 布什总统签署的法案：瑞安 · 怀特法案（Ryan White Act）在瑞安 · 怀特去世数月后的 1990 年获得了通过，那年他只有 18 岁，该法案提供了 2.2 亿美元以增加对 HIV/AIDS 患者的诊断和治疗[43]。

但是，普遍的冷漠与歧视不是那么容易消除的。1987 年，Cleve Jones 发挥了自己的作用。他是 Harvey Milk 的下属，Harvey Milk 是旧金山地区的探索性政治家，9 年前被暗杀了。在旧金山的游行上，Jones 请与会人员在纸板标语牌上写下死于艾滋病的朋友和亲人的名字。这其中的许多名字没有得到应有的追悼，有些人被家人抛弃了，殡仪馆拒绝为这些人提供服务。Jones 拿着牌子，把标志贴在一起，然后吊在旧金山联邦大楼上。艾滋病纪念拼布的原型就这样诞生了[44]。

4 个月后，1987 年 10 月 1 日，有 500 万人聚集在华盛顿特区，在国家广场上可以看到足球场大小的艾滋病纪念拼布。拼布上有 1920 个织物镶板，每个镶板大约一个坟墓大小，以纪念死于艾滋病的患者[45]。《如何在瘟疫中生存》一书的作者 David France 讲述了这一天。

从街区远处，我们可以听到一个寂寞而沉闷的女性声音，背诵死于艾滋病的男性女性的名字，他们的肖像图片被缝在了艾滋病纪念拼布上……我们站在场地边上，聆听抽泣声中，人们统一穿着一排白色的制服，展开彩色的巨大面板，然后慢慢抬起，放到网格上。在那沉重的氛围中，他们默默地用缎带将每一个死于艾滋病的患者名字的面板绑在一起……主持者在说完每个名字之后都有停顿，有时甚至会听到亲人们悲痛的哭声[46]。

一年后，拼布已经扩大到包括 8000 多个面板，并在白宫前展出。Jones 开始纪念拼布活动的九年后的也就是 1996 年，拼布覆盖了整个国家广场。今天，在美国各地的展览馆中都有其拼布艺术展，目前仍然是世界上最大的社区艺术展[47]。

美国食品药品管理局（Food and Drug Administration，FDA）批准了 AZT（第一种艾滋病治疗药物）几个月后，拼布艺术展览才首次亮相。自《纽约时报》报道同性恋男子患罕见癌症以来已经过去了 6 年，当时已有数百万人被感染。面对公众的恐惧，迫切需要某种疗法。在巨大的压力下，FDA 在创纪录的 20 个月内迅速批准了该药物。AZT 最初是作为抗癌药开发的，在仓促完成的临床试验中发现它可以降低艾滋病致死的风险 [48]。

当 AZT 上市时，艾滋病倡导者指责制造商从弱势群体中获利。那时人们需要每年花费 8000 美元，相当于今天的 17 000 美元，这影响了很多财力有限的人 [49]。许多人没有健康保险。有些经常生病的人因病太重而无法工作，结果在最需要治疗时失去了收入和健康保险。激进主义者希望确保整个社区，不仅是有钱人或有保险的人，都将从新疗法中获益。

感染艾滋病的投资银行家 Peter Staley 已经加入了“AZT UP”组织，这是一个始于纽约市的激进抗议组织，其座右铭是“沉默等于死亡”。为了抗议 AZT 的成本过高，Staley 和很多激进分子把他们自己关进了制造 AZT 的制药公司的国家总部内进行抗议。几个月后，Staley 和他的朋友穿着西装进入纽约证券交易所。在交易大厅上方的阳台上，展开一条标有“出售惠康公司”的横幅，并用空气喇叭的声音淹没了开场钟声。几天之内，惠康将 AZT 的价格降低了 20% [50]。

但是，这还不够。患者初期使用 AZT 发生响应之后，它失去了效力，患者还需要额外的治疗。

社区迅速意识到，要开发新药，就必须继续向政府机构施加压力。1988 年，“ACT UP” 精心策划了一项活动：占领 FDA 总部。在前期工作中，该小组为有兴趣参加监管会议的成员准备了 40 页的手册，向其成员进行了宣教，并提前通知了报社记者和电视台。当指定的日期到来时，数百名激进分子冲进了位于马里兰州罗克维尔（Rockville, Maryland）的 FDA 大楼，最终使 FDA 关门[51]。他们用“我们死了，但他们什么也没做”的标语覆盖了园区和大楼的各个立面，根据已故作家兼教授 Douglas Crimp 的说法，“示威者在电视摄像机前上演了一出又一出大戏。”[52]

在 FDA 成功示威后，联邦机构与 NIH 一起开始倾听维权人士的声音。征求了他们对临床试验设计的意见和想法，并进行了追踪，将其纳入了以后的研究[53]。NIH 用于 HIV/AIDS 研究的资金有所增加，如今，该机构每年在艾滋病病毒方面的支出达到了 30 亿美元，超过了任何其他疾病[54]。

这种行动最终增加了研究经费，研制出了新的疗法，改变了艾滋病患者的命运。HIV/AIDS 运动为药物开发和获取提供了重要的经验与教训。巨大的公共卫生舆论并未扼杀利润。从 2000 年到 2018 年，FDA 批准了 31 种抗艾滋病病毒药物[55]。随着这些新药物的出现，利润也越来越大。大约在同一时期，百时美施贵宝（Bristol Myers Squibb）、吉利德（Gilead）和葛兰素史克（GlaxoSmithKline）（与惠康合并）等制药公司从艾滋病病毒药物中获得了 2000 亿美元的销售额，利润从不到 50 亿美元增加了 5 倍，达到 250 亿美元[56]。

在艾滋病流行 5 年后，这些成功都不是梦想。但是一些民选官员仍然对正在发生的悲剧无动于衷。参议员 Jesse Helms 强烈反对使用联邦资金研究 HIV/AIDS。他投票反对《瑞恩 · 怀特法案》，甚至拒绝与瑞恩的母亲在电梯间里讲话。他声称："在这个国家，所有艾滋病的起源都是男性通奸。"[57]

投资银行家激进分子 Peter Staley 表示他已经受够了[58]。他对参议员的所作所为以及所说的话感到失望。他说："维权人士可以使用的最好工具之一就是幽默。如果让人们嘲笑他的所作所为，就会削弱他的力量。我希望这个国家对 Helms 的所作所为进行嘲讽。我想让他意识到如果他继续打击艾滋病事业，我们会反击的。"[59] 因此，Staley 和来自"ACT UP"的 7 名抗议者提出纠正这种情况的计划：在参议员 Staley 的家中放置一个巨大的避孕套。在定位到参议院在弗吉尼亚州阿灵顿县的家后，他们将避孕套规格发给专门定制充气设备（例如为购物中心开业活动所需）的加利福尼亚的三家公司，他们选择了其中价格最低的公司[60]。

活动家计划了每个流程的步骤，并为每个团队成员分配了角色，从在地面上操控鼓风机到回答媒体的问题。然后，在确保房屋是空的之后，他们爬上梯子到达参议员的屋顶，拿着一个大的行李袋，并展开了定制的避孕用具。并在上面写道："这是制止不正确政治活动的避孕套，Helms 比病毒更致命。"[61] 1 周后，这位参议员到参议院举报这一举动，但根据 Staley 的说法，"Helms 自此再也没有提出或通过危及生命的艾滋病修正案。"[62]

艾滋病活动家的力量和他们所做的改变已经远远不止在美国。如今，全球范围内 79% 的知道自己是 HIV 阳性的人可以使用有效的疗法。接受治疗的人中有 81% 的人血液中病毒水平很低[63]。联合国的目标是确保到 2020 年，全球 90% 的确诊人口能够获得抗逆转病毒治疗，并且其中 90% 的人能够抑制这种病毒[64]。40 年来，拥护者们将一种未知的致命疾病转变为一种可以治疗的疾病。

三、乳腺癌：减轻耻辱感

和艾滋病一样，在过去乳腺癌患者都会感到羞愧，不愿谈论起自己的疾病。面对乳腺癌出现了种新型的激进主义形式，它得到了社会甚至企业的广泛接受，最终提高了人们对于乳腺癌病的认识和资助。这在 50 年前是很少有人提及的。

1974 年秋天，在美国尼克松总统（President Richard Nixon）辞职七个星期后，第一夫人 Betty Ford 打破了传统，向全国乃至全世界宣布自己患有乳腺癌。就像罗斯福一样，第一夫人为现代流行病发声[65]。她的公开披露受到了同情，而不是轻蔑，超过 50 000 人（包括许多乳腺癌患者）向她寄了信[66]。

谈及到她的病情，Ford 说："水门窃听事件期间掩盖了太多的事实，希望 Ford 政府确保不会掩盖任何事实。"[67] 紧随 Ford 之后，副总统 Nelson Rockefeller 的妻子 Happy Rockefeller 很快就进行了检查，结果发现患有乳腺癌。她也与全国分享了诊断报告，并鼓励美国妇女进行自我检查和测试。

这两个人发声的影响是巨大的。随着筛查的增加，在美国，新诊断出的乳腺癌的数量很快增加了 15%，被称为“贝蒂·福特（Betty Ford）浪潮”[68]。她说：“作为总统的妻子，向公众展示了我的特殊经历，事实上已成为头条新闻。可以肯定许多妇女会意识到这可能发生在她们身上。我相信这样做至少挽救了一个人，甚至更多。”[69]

在第一夫人公开披露信息之前，妇女们已经在努力提高对乳腺癌的认识。1973 年，电影明星 Shirley Temple Black 成为第一个公开这种疾病经历的名人。她在妇女杂志《麦考尔（McCall）》上的文章标题是“不要坐在家里，不要害怕[70]”。

即使在 Betty Ford 向大众宣传了这种疾病之后，仍有许多工作要做。诗人和女权主义者 Audre Lorde 博士于 1978 年被诊断出患有乳腺癌。她反对医师所代表的家长式作风，医生告诉她：“如果您不完全按照我现在的指示做，毫无疑问，您将死亡。”在进行乳房切除术后，另一位医生反复指出她“腹部肥胖而乳房仍然下垂。”[71] 在她的《癌症杂志》一书中，她批评了对该病的压迫性社会观点，这使人厌恶。她写道：“在这个问题上保持沉默是无法接受的，正如对艾滋病也是同样的，沉默从来没有给我们带来任何好处。”[72]

Nancy Brinker 的姐姐 Susan 于 1981 年因乳腺癌去世

时，她决定不再保持沉默。她向姐姐许诺，她将尽其所能消除乳腺癌的痛苦和绝望。一年后，也就是她自己被诊断出乳腺癌的两年之前，她成立了 Susan G. Komen 乳腺癌基金会[73]。

今天，该基金会的标志性筹款活动“Susan G. Komen 治愈竞赛”在四大洲的 140 个活动中吸引了近 100 万参与者[74]。自 1982 年以来，该基金会已经提高了人们对乳腺癌研究的认识并接收了近 10 亿美元的资金支持[75]——其中很大一部分来自美国联邦政府。

10 年后，住在洛杉矶郊区现年 68 岁的家庭主妇 Charlotte Haley 拿起了自己的喇叭。她的姐姐和女儿都在 20 世纪 80 年代被诊断出患有乳腺癌。她对这种疾病进展缺乏认识，特别是缺乏防治资金而感到沮丧。

因此，她在饭厅里发起了一个草根运动。开始用桃红色的缎带做成一些小圈。将其中的 5 个包装在一起，并附有一条明信片，上面写着一条简单的信息：美国国家癌症研究所的年度预算为 18 亿美元，其中只有 5% 用于预防癌症。戴上这条缎带帮助我们唤醒立法者和美国。她把它们留在医生的办公室，在杂货店的停车场中分发，然后邮寄给包括前第一夫人在内的杰出女性[76]。她的丈夫加班加点，以支付影印、色带和邮寄的费用。她最终制作了 40 000 个，但她拒绝接受经济支持，退还了收到的所有支票，告诉捐助者将钱捐给癌症研究 [77]。

Haley 的努力开始引起包括《洛杉矶时报》在内的媒体的关注。很快，她接到了《自我》(*Self*) 杂志编辑的电话，杂志社想用桃红色的丝带图片展示在杂志的页面上以提高人们对乳腺癌的认识。雅诗兰黛也希望与杂志合作，计划将丝带用在全国化妆品柜台中。但是 Haley 说："不，这是要将它商业化。这是从别人的痛苦中赚钱，我和姐姐还有女儿都经历过这一过程，我们不会利用这件事情赚钱。"被拒绝的《自我》杂志咨询了律师并考虑了她的意见，出版社使用了另一种颜色：粉红 [78]。1992 年，雅诗兰黛分发了 150 万条粉红丝带，并附有正确进行乳房自检的说明 [79]。

今天，激进主义者已经履行他们的诺言，即改变了对乳腺癌的认识和治疗。消除了随之而来的羞辱感。NIH 每年在乳腺癌研究上花费超过 7 亿美元，并且正在开发新的治疗方法 [80]。乳腺癌诊断已趋于平稳，五年生存率已提高至 90% [81]。

※ ※ ※

在应对帕金森病的挑战时，针对脊髓灰质炎，艾滋病和乳腺癌的治疗活动为我们提供了许多经验教训。脊髓灰质炎的根除是在总统倡导和包括儿童在内的大量社区参与下完成的。创新的疗法：首先应资助有需要照顾的人，然后再为定病因的研究提供资金。接着，对冒着风险的空前数量的志愿者进行测试（如疫苗），最后确定是否是有效疗法。

对于艾滋病而言，激进主义者克服了无知、漠不关心和偏见。尽管手段是挑衅性的，甚至令人不安，但结果却是持久的。那些患者在疾病研究和资金资助方面发出了他们的声音，这种声音需要扩大。政府机构对资助人和受益人的责任更大，而这种责任感需要增强。护理和治疗已经在很大程度上扩展到了所有患者，但仍需努力。同时还有更多工作要做，当患者拒绝保持沉默时，公共卫生将面临全球性威胁。

当勇敢的，备受瞩目的女性愿意面对社会污名并分享自己的故事时，人们就开始了抗击乳腺癌。这种情况就会促进普通妇女采取非同寻常的方式来提高人们对该疾病的认识并为疾病的研究提供资金。这些资金促进了对该病的早期诊断和新治疗。但是，预防乳腺癌还有更多的工作要做。

在所有情况下，激进主义者都拒绝接受这些疾病是不可避免的。当面对帕金森病的新挑战时，他们教会了我们如何克服冷漠和发出自己的声音。根据以上经验，我们必须成立一个“PACT”以战胜帕金森病。该 PACT 将从预防（prevent）该疾病、提倡（advocate）政策和资源、照护（care）注重护理所有患者、用新的更有效的疗法治疗（treat）该病。

（段毅楠　席家宁　译）

中　篇

PACT 原则：预防、倡导、照护与治疗

The PACT—Preventing, Advocating, Caring, and Treating

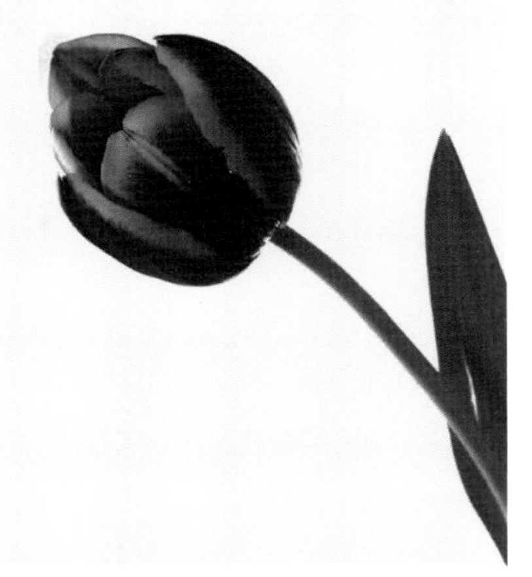

第 4 章　开始之前：强烈要求禁用杀虫剂以降低患病风险

Before It Starts: The Urgency of Banning Specific Pesticides to Lower Our Risk

农人纷纷议论着家人的病况，当地医生为前所未见的奇怪症状搞得不知所措。

——Rachel Carson，Silent Spring，1962[1]

在过去的 40 年里，Terri McGrath 家中已有 5 人罹患帕金森病，其中包括她亲爱的祖父。2005 年，49 岁的特殊教育老师 McGrath 发现自己行走时左臂不能摆动，左脚拖曳。3 年后，她成为了家中第六位，也是首位确诊帕金森病的女性。

20 世纪 20 年代，McGrath 的祖父，Alex Adent 及其 9 个兄弟姊妹从立陶宛移民至美国。McGrath 的祖父的姊妹们大多成为密歇根州西南部的女裁缝，McGrath 的祖父及其兄弟成为当地的农民。此后，McGrath 的家族主要生活在密歇根湖东岸 St. Joseph 小镇的某个农场。她 86 岁的老母亲在那个农场中度过了一生。

小时候，McGrath 经常跟随祖父母外出玩耍。McGrath 的家人定期在农场上喷洒杀虫剂，如 DDT，直到 1972 年美国开始禁用 DDT 为止[2]。家中长者喷洒杀虫剂的时候，祖母都会让 McGrath 待在屋里，以免误吸。但是 McGrath 经常偷偷溜出去，那时空气中还残留有杀虫剂[3]。她，她的兄弟姊妹以及堂兄弟姐妹都会去采摘套着白色薄膜的苹果，醋栗果和葡萄。确诊为帕金森病后，McGrath 才意识到杀虫剂的危害之大以及杀虫剂与帕金森病的关联[4]。

McGrath 喜爱农场里的生活。尽管得了帕金森病，McGrath 说即便她知道杀虫剂的毒害作用，她依旧不确定自己是否还会偷偷溜出去玩。McGrath 的孩子十分关注所吃的食物，他们为母亲丝毫不关注杀虫剂的危害感到惊讶[5]。McGrath 说："农场的一切都十分有趣，我完全没有考虑到杀虫剂的危害。"

McGrath 现在已经不住在那个农场了，但她的叔叔和堂兄弟依旧住在那里，两人均从事有机农业。McGrath 依旧精力充沛。虽然已经退休了，但还在教书育人。她准备沿着美国南部的 Natchez Trail 野营，并等待第九个孙子的降临。虽然 McGrath 目前一切安好，但是她和家人能够挣脱帕金森病的束缚吗？

是有可能的。有杀虫剂接触史的农民患帕金森病的风险更高[6]。研究表明，农民患病风险是非农民的 1.7 倍[7]。并且，接触杀虫剂时间越久，患病风险越高[8]。

杀虫剂接触风险不仅限于农民。居住在农村的非农民帕金森病发生率也高[9]，这可能是因为空气中的杀虫剂飘散到居住社区了[10]。此外，杀虫剂可能会污染地下水或井水[11]。私人水井往往很浅，可能特别容易受到周边杀虫剂的污染[12]。在美国，私人井水不像自来水那样受到严格的法律约束[13]。

农业地区帕金森病的发病率最高。内布拉斯加州的农村和农业地区该病的发病率是城市奥马哈的两到四倍[14]。在加拿大，研究人员发现杀虫剂使用最多的地区与该病的最高发生率几乎完全相关[15]。在法国，农村地区和葡萄园最多的地区帕金森病发病率最高，这些地区通常需要大量使用杀虫剂[16]。

接下来就是我们了。我们每天都在吃喷洒了杀虫剂的水果，蔬菜，坚果及谷物。那么，我们身处何种风险之中呢？我们不知道。考虑到帕金森病数十年才发病，评估来源于食物的杀虫剂接触量以及记录一生饮食习惯的做法显然难以实现。但是，我们需要这样的研究。

在此之前，我们只能凭经验进行猜测。我们确实知道有机食品中的杀虫剂残留量比传统食品要低得多[17]。

一、农场上的 DDT

DDT 曾被认为是一个奇迹。20 世纪 30 年代，瑞士的一位化学家 Paul Hermann Müller 博士一直在寻找一种既可以杀死摧毁农作物和传播疾病的害虫，又不会对农作物造成危害的化学物质。Müller 是一位自然爱好者，他在用 DDT（一种无色、无味、几乎没有臭味的神经毒素）涂抹玻璃盒之前，测试了数百种化学物质。[18] 他把家蝇放在那个充满 DDT 的容器中，然后发现家蝇全部死亡。Müller 找到了他想要的化学物质[19]。

二战期间，可以杀死多种昆虫的 DDT 延缓了疟疾和其他疾病在欧洲盟军和南太平洋盟军间的传播。1944 年，Winston Churchill 说："优质 DDT 粉末经过充分的试验，已经获得了惊人的结果，将在英国驻布拉姆部队以及美国和澳大利亚驻太平洋和印度的部队中大规模使用。"[20] 历史学家 James Whorton 博士说："战争结束时，DDT 会受到英雄般的追捧，将被奉为'杀手的终结者'和'昆虫世界的原子弹[21]。'"

1948 年，Müller 获得了诺贝尔医学奖。诺贝尔委员会对此评价："毫无疑问，DDT 挽救了成百上千人的生命和健康。"如今，非洲的某些地区依旧使用 DDT 来控制疟疾的传播[22]。

战争时期，DDT 也应用于国内。Guy Wilcox 医生的父亲为士兵们提供食物，这些食物来自纽约州北部绍奎特小村庄的自家农场。Wilcox 的父亲饲养奶牛，种植青稞。他们使用包括 DDT 在内的杀虫剂来保护农作物。DDT 储存在 Wilcox 小时候经常去的一个旧仓库里。盛放 DDT 的罐子布满了蜘蛛网，可以防止苍蝇飞进去，但是却不能阻止 Wilcox 的小手伸进去。他会撬开罐子，玩 DDT 粉末，还经常把谷仓弄得一团糟。

DDT 使用简便，价格低廉。Wilcox 帮助父亲把 DDT 和肥料混匀，然后在田野里播散，这就不可避免地会吸入 DDT 粉末。

2008 年，Wilcox 行走过程中右脚出现拖曳，右手出现震颤，被诊断为帕金森病。10 年后，随着疾病的进展，他不得不终止了医务工作。

DDT 并不是 Müller 预期的那种神奇的化学物质。早在 20 世纪 40 年代，Rachel Carson 在 1962 年出版的《寂静的春天》这一书中就 DDT 对自然、人类以及环境的危害进行了证实和详细的阐述[23]。尽管 DDT 半个世纪以前就被禁用了，但它依旧存在于环境和食物链之中。当它沿着食物链上升到人类消耗链时，其浓度会更高，和其他动物一样，我们的脂肪组织中也储存这种杀虫剂[24]。

由于 DDT 和相关化学物质的广泛使用，几乎在每个人的身上都能检测到某些化学物质[25]。杀虫剂禁用 30 多年之后，2003—2004 年美国疾病控制中心对大约 2000 名 20 岁及以上的人进行了血液检测。研究人员关注的焦点是 DDT 及其代谢产物或者是分解产物 DDE。“代谢产物”是指食物和药物中的化学物质经过转化而得到的简单分子。他们发现该人群中的一小部分的血液中有显著的 DDT，大部分美国人的血液中可以检测到 DDE[26]。对帕金森病来说，脑内化学物质的积累更为重要。由于 DDT 溶解于脂肪中，DDT 或代谢物在脂肪组织（比如脑组织）中的含量可能是血液中含量的数百倍[27]。

二、越南橙剂

战争期间，越南老兵和高达400万越南人接触过橙剂。橙剂因其储存容器的颜色而得名，它是一种混合除草剂，用于杀死热带森林中的植被和农作物以便于战斗机飞行员能够发现藏在森林里的敌人。

据推测，从1965—1970年，大约有4500万升橙剂被喷洒在越南的土地上（图4-1）[28]。目前尚无关于橙剂这一暴露因素对越南人民或退伍老兵健康影响的大规模研究[29]。然而，小规模的研究表明，橙剂与这一群体出现的很多疾病有关，比如先天畸形、癌症和帕金森病[30]。研究表明，战争中暴露于橙剂的人具有更高的帕金森病发病风险[31]。关于参与越南战争的韩国退伍军人的研究同样表明接触过橙剂与帕金森病的后续发展之间存在关联。有充分的证据证明接触过橙剂并且患有帕金森病的退伍军人，有资格获得美国退伍军人事务部提供的残疾补偿和医疗保健服务[32]。

Richard Stewart，一位二战退伍军人的儿子，是一名79岁的前美国陆军特种部队成员，他患有帕金森病。越南战争征兵时，Stewart在伊士曼柯达（Eastman Kodak）研发侦察工具，因此他获得了职业延期资格。他选择了参军，并

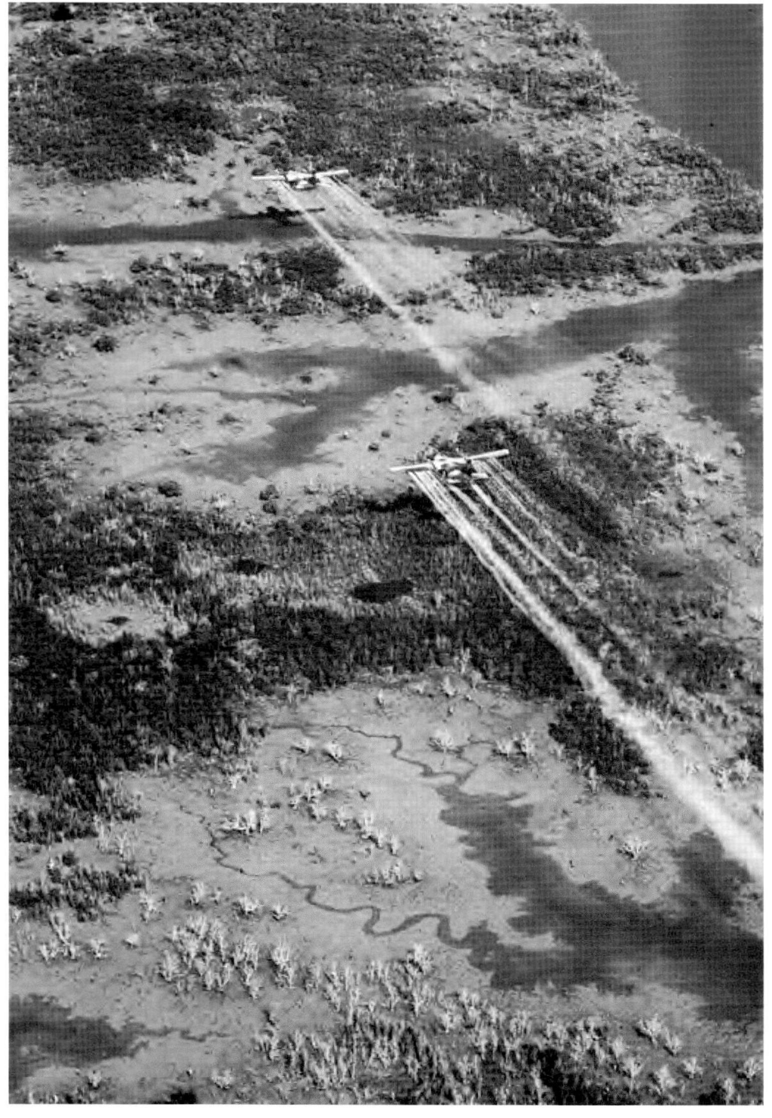

▲ 图 4–1　飞机正向越南喷洒橙剂

在 1970 年被派往越南。后来，他成为美国陆军著名的空军第 101 师的一名排长。他记得自己曾进出过喷洒橙剂的地方。“相当讨厌的东西”，Stewart 回忆到。

40 年后，他注意到自己的嗅觉在慢慢减退，随后，左手出现了震颤，被诊断为帕金森病。Stewart 在 51 岁的时候成为一名数学家，但是因为疾病的进展，他不得不提前退休。

如今，Stewart 和妻子住在纽约北部。他的妻子自诩为“和平抗争的花童”（flower child），在丈夫确诊帕金森病后，她准备再次参加示威。Stewart 依旧做运动，每天走 2.5 英里，做 200 个俯卧撑。他也是退伍军人组织的热心人士，他说：“我只是得了帕金森病，还有很多人的情况比我更糟”。

三、被污染的牛奶

1982 年 3 月 20 日，纽约时报的一则新闻的标题为“夏威夷撤回商店和学校里含有杀虫剂的牛奶”[33]。瓦胡岛的农民用菠萝的顶部（一种动物饲料）喂养奶牛。问题出在菠萝的叶子打了七氯，一种环境保护署禁止使用的杀虫剂。七氯是一种潜在的致癌物质，它存在于环境之中[34]。20 世纪 60 年代，美国食品和药品管理局对食品中的七氯残留量设定了零容忍规定。

1978 年，夏威夷的菠萝种植协会和夏威夷州提出他们需要使用七氯来保护菠萝免遭蚂蚁的侵蚀，因为菠萝是该州最大的农业收入来源。那时每个美国人的脂肪细胞中都能检测到七氯[35]。代表夏威夷州和菠萝种植者的律师表示，他的客户“不同意也不接受……使用七氯来控制菠萝上的蚂蚁会给人类或环境带来很大风险”[36]，他们获得了豁免并开始使用七氯。

这项豁免允许在菠萝上喷洒七氯，但禁止将一年内喷洒过七氯的叶子用作饲料。1982 年，有人发现一年内喷洒过七氯的叶子被用作了饲料，并且部分七氯已经分解了[37]。检测发现，在瓦胡岛的 19 家奶牛场中，有 7 家的牛奶中含有七氯，其含量是该州可接受水平的 3～6 倍。在发现污染两个月后，夏威夷州卫生局长下令将所有鲜奶从商店和学校撤回[38]。

这两个月期间，夏威夷人接触到了高浓度的杀虫剂。檀香山太平洋生物医学研究中心的科学家 Leland Parks 检测了哺乳期女性的母乳样本，发现了七氯的平均污染水平增加了 4 倍[39]。他说：“看来，饮用从商店购买的受污染的牛奶与母乳七氯含量增加之间存在着某种关系……这足以让我和其他人感到不安。”[40]

另一位科学家建议对接触高浓度七氯残留物牛奶的婴儿进行随访，以评估饮用七氯牛奶的长期健康风险。据这位科学家说，一项自然实验强加在了夏威夷人身上[41]。

2016 年，日本的一个研究团队准备对这项“自然实验”的结果进行评估，以探究接触七氯和帕金森病的发生是否存在关联[42]。巧合的是，日本研究人员在 20 世纪 60 年代发起了一项檀香山心脏项目，对 8000 多名生活在瓦胡岛上的日裔男性进行了心脏病发生情况的随访研究。作为该研究的一部分，受试者完成了饮食情况调查，其中包括牛奶的摄入量。其中一部分人同意在他们死亡时进行尸检。研究小组检测了其中 449 人的大脑。

研究人员获得了意义非凡的结果。他们发现牛奶摄入最多的受试者黑质神经细胞密度最低，黑质是大脑中受帕金森病影响的区域[43]。此外，他们还发现了一个潜在的线索，帕金森病患者大脑中七氯残留量的可能性更大[44]。

该研究存在一些局限，其中之一是研究者没有七氯污染期间参与者可能喝的牛奶的样本[45]，但是该研究的发现得到了其他研究的证实。研究表明，在帕金森病患者的大脑中可能检测到一种名为地特灵的杀虫剂[46]，1970 年之前这种杀虫剂在美国被广泛喷洒在玉米和棉花上（1987 年被禁用）。这些能溶解在脂肪中的杀虫剂，如 DDT、七氯和地特灵，在帕金森病患者的血液中的含量也较高[47]。最后，动物实验表明，地特灵会杀死产生多巴胺的神经细胞[48]。

这些杀虫剂的使用遍布全球。20 世纪末，美国和其他工业化国家禁止将 DDT、七氯和地特灵用于农作物。与此同时，杀虫剂的使用转移到工业化程度不发达的国家，其中包括印度和中国[49]。虽然现在中国已经禁用这些杀虫剂，但是中国曾是杀虫剂的主要生产国和使用国，这导致中国人的母乳中残留物的浓度很高，帕金森病的患病率也在上升[50]。

其影响可能在未来数年都存在，尤其是在中、低收入国家。在许多国家的牛奶供应中，包括巴西、中国、埃塞俄比亚以及乌干达，仍然能够检测到残存的杀虫剂[51]。

身体中杀虫剂的积累不仅限于与之接触的成年人，还会传递给下一代。夏威夷事件表明，从牛奶或肉产品中摄入的杀虫剂可以通过母乳传递给孩子（图 4–2）。早在 2014 年，在西班牙、尼加拉瓜、中国台湾和西班牙加那利群岛女性的母乳中就发现了 DDT 和类似的杀虫剂[52]。

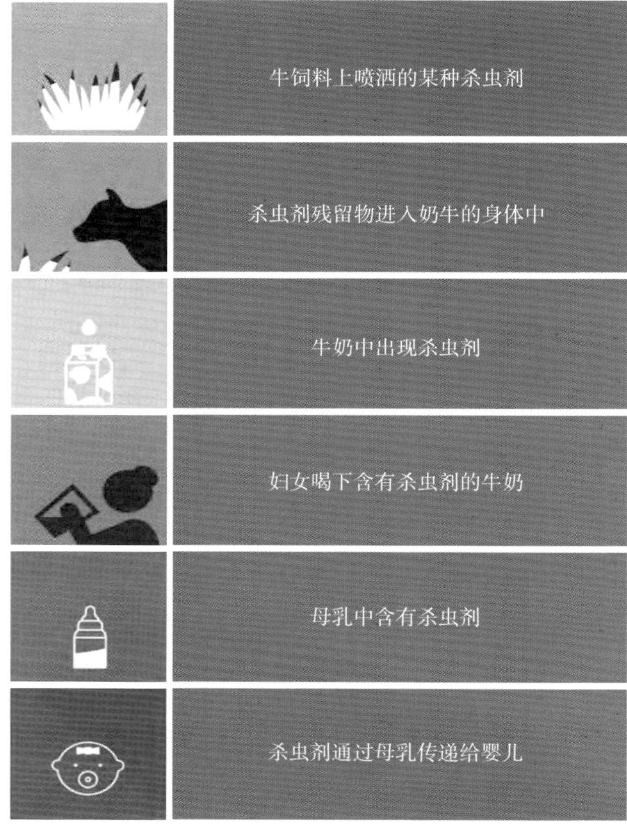

▲ 图 4–2　杀虫剂从奶牛饲料传递给婴儿的过程 [54]

这种杀虫剂还可能通过胎盘传递给发育中的胎儿。地特灵会在机体脂肪组织中积累，并且在胎儿的大脑中能检测到 [53]。20 年前一则报告表明，这可能有损发育中的大脑 [55]。这种接触因素可能会损伤“新生儿和婴儿的运动和认知功能的发育”[56]。DDT、七氯和地特灵对胎儿和母乳喂养的儿童的长期影响，以及是否会增加帕金森病的患病风险——虽然尚不清楚，但值得关注。

20 世纪 70 年代至 80 年代，美国禁止使用 DDT、橙剂以及七氯。但是，美国并没有禁止使用与帕金森病发病相关的所有杀虫剂，可能和该病发生最相关的百草枯现在依旧被广泛使用[57]。

四、当下农作物上含有的危险杀虫剂

自 20 世纪 50 年代以来，百草枯就被用作杀虫剂，并且作为世界上使用最多的除草剂草甘膦（俗称农达）的替代品销售[58]。百草枯可以除去连农达都无法杀死的杂草[59]。现在广泛用于美国的农田（图 4–3），其使用率也在不断增加[60]。根据美国地质勘测局的研究，百草枯主要用于玉米、大豆、小麦、棉花和葡萄[61]。

百草枯是极佳的杂草杀手，但代价巨大。2009 年的一项研究指出，在距离房屋 500m 范围内接触百草枯和另一种名为曼尼布的杀虫剂会使患帕金森病的风险增加 75%[64]。2 年后，另一项研究发现，使用百草枯的人（尤其是农民）患帕

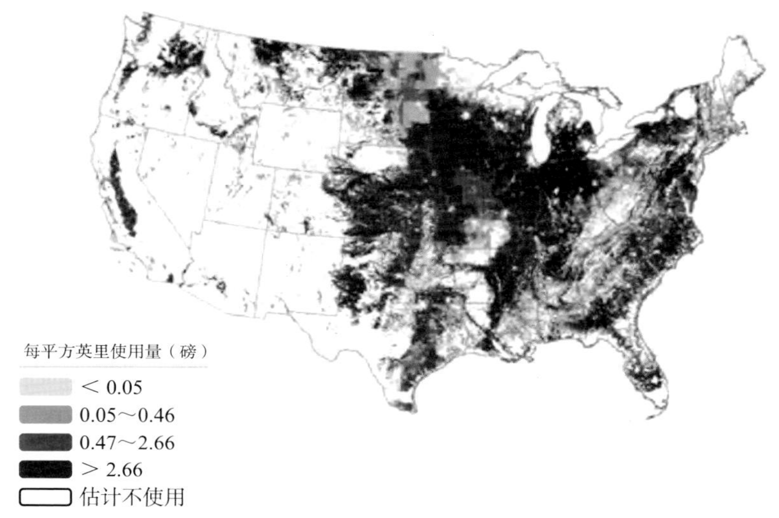

▲ 图 4-3　**2016 年美国农业百草枯使用量的初步估计** [62]
美国地质勘测局绘制的地图。地图上描绘的高估计值，包括调查中未报告但已使用的更大量杀虫剂的估计值 [63]

金森病的风险是没有接触百草枯的人的 2.5 倍 [65]。美国国家卫生研究院的一名研究过百草枯的科学家说，这些数据“极具说服力”[66]。

实验室研究表明，百草枯可以导致帕金森病的特征性表现 [67]。1999 年，罗彻斯特大学的科学家在老鼠体内注射百草枯后，发现老鼠的活动减少了。百草枯还会杀死啮齿动物黑质中产生多巴胺的神经细胞，人类大脑中受帕金森病影响的区域也是黑质。百草枯含量越多，神经细胞丢失越多。这种效果与研究人员使用 MPTP 时观察到的效果相同，10 年前该毒素首次被发现与帕金森病相关。研究结果表明，广泛使用的除草剂会破坏黑质中产生多巴胺的神经细胞，导致类似于 MPTP 引起的综合征 [68]。

除了帕金森病，百草枯还存在许多其他方面的安全隐患。2011 年的一则报道称其为“过去 60 年里市场上毒性最强的除草剂 [69]”。如果接触到眼睛，会损害角膜，导致失明 [70]。如果不小心吸入百草枯，会引起内出血 [71]。如果吞下一茶匙，就会致命。百草枯毒性之烈以及获取之易使其成为世界上许多地方谋杀案中的常用工具 [72]。

由于百草枯与帕金森病相关，并且导致全世界成千上万的人死亡，包括中国在内的 32 个国家已经禁止使用百草枯（表 4–1）[73]。然而，虽然英国禁止使用百草枯，但英国的一个公司仍然在向其他国家出口百草枯 [74]。该公司表示，关于百草枯是否会增加帕金森病风险的证据是不完整和不充分的 [75]。哥伦比亚、厄瓜多尔、危地马拉、印度、印度尼西亚、日本、墨西哥、巴拿马、新加坡、南非、中国台湾和美国都是其客户 [77]。

帕金森病协会内外的倡导组织都在要求美国禁用百草枯 [78]。2017 年 7 月 24 日，包括美国帕金森病协会、Davis

表 4-1 禁用百草枯的国家名单

国 家	年 份
瑞典	1983
科威特	1985
芬兰	1986
德国	1991
斯洛文尼亚	1997
柬埔寨	2003
象牙海岸	2004
叙利亚	2005
阿拉伯联合酋长国	2005

Phinney 基金会、Michael J. Fox 基金会及帕金森病基金会在内的统一帕金森病倡议委员会在给环境保护署的信中写道："我们对二氯化合物百草枯的使用感到担忧，研究表明百草枯会增加帕金森病的发病风险。基于百草枯对人体健康的严重危害，我们要求贵署不要重新注册这种除草剂。"[79]

要想在美国销售或分销杀虫剂，必须在美国环境保护署注册。依据环境保护署现在的规章制度，注册的前提是科学研究表明，该杀虫剂的使用不会给人类或环境带来危害[80]。

环境保护署也认同百草枯的毒性非常强[82]。它的网站上写着，“二氯化合物百草枯，一滴致命”（图 4–4）[83]。该网站包括因误喝百草枯而死亡的真实事件。其中一则为 2008 年，一个 8 岁的小男孩误喝了他在车库中找到的装在饮料瓶里的百草枯。16 天后，那个小男孩在医院去世了 [84]。

环境保护署每 15 年会审查所有像百草枯一样的二氯化合物的安全标准。2017 年，美国环境保护署对百草枯进行了重新审议，并将在2022年10月前宣布其决定[85]。2019年，因环境保护署的不作为，Michael J. Fox 基金会向环境保护署提交了一份十万多人的联名请愿书，要求美国环境保护署下令禁用百草枯 [86]。

与此同时，美国百草枯的使用量在过去 10 年翻了一番

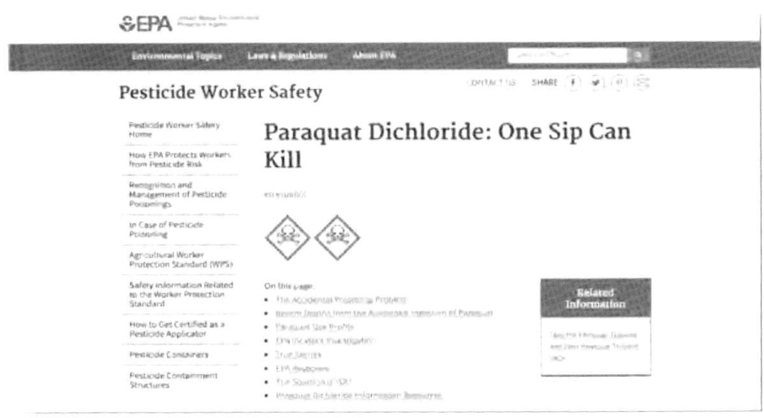

▲ 图 4–4　美国环境保护署网站对百草枯的警告 [81]

（图 4–5）[87]。据环境保护署所说，目前百草枯是美国注册的使用最广泛的二氯化合物之一[88]。2016 年，美国百草枯的使用量超过了 1200 万磅。

适当的装备可以最大限度地减小杀虫剂对人类的危害。比如，防护手套可以减少接触某些杀虫剂（包括百草枯）的农民的患病风险，而非所有杀虫剂都有风险[90]。这种装备和其他保护措施，比如靴子、一次性工作服以及护目镜，可以减少美国和全球的帕金森病发病风险。

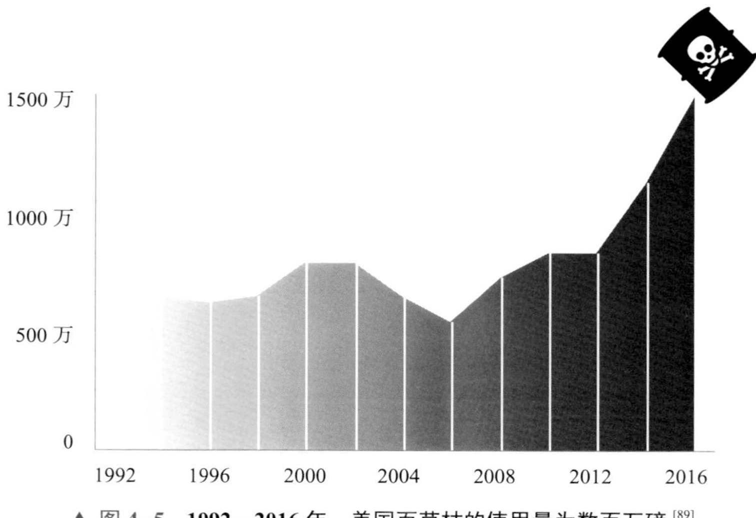

▲ 图 4–5　**1992—2016 年，美国百草枯的使用量为数百万磅**[89]

五、因果关系

在声明吸烟可以导致肺癌十年后，1964 年，Austin Bradford Hill 先生发表了一篇名为“环境与疾病：联系还是因果关系”的演讲[91]。其中，这位世界杰出的医学统计学家指出，观察到的联系（比如，接触杀虫剂的人比一般人群的患病率更高）必须满足一定的标准才能证明两者具有因果关系[92]。

通常某种联系，比如接触某种化学物质的人患帕金森病的风险更高，并不能代表两者具有因果关系。烟草公司认为，不能仅仅依据吸烟者患肺癌风险更高就认为吸烟是导致肺癌的原因[93]。Hill 的成果表明了人口学研究是可以证实事物间的因果关系。两个具有因果联系的事物必须紧密相关，这种相关必须得到其他科学证据的支持，以及必须满足其他的条件。

化学公司对科学进行了反击。根据纽约时报 2018 年的一项调查，他们炮制烟草公司的做法，通过揭示人口学研究的做法来表明杀虫剂与各种神经系统疾病（包括帕金森病）之间的关系，游说环境保护署不要禁止某些杀虫剂[94]。杀虫剂和其他环境因素几乎满足 Hill 提出的全部标准。大量研究表明特定的杀虫剂与帕金森病紧密相关，接触杀虫剂最多的人群（比如农民）具有高患病率，并且通过动物研究在暴露于杀虫剂的小鼠身上重现了帕金森病的特征 [95]。基于 Hill 提出的标准，我们可以推断特定的杀虫剂不仅仅与帕金森病相关，而且很可能是帕金森病的病因。

意料之中，售卖杀虫剂的人并不认同这个结论。2016 年，一项满足 Hill 提出的标准和因果联系的研究得出了与之不同的结论，这项研究是由一家生产杀虫剂的化学公司资助的 [96]。该研究的结论为：农村生活、耕作、农药使用或饮用井水等因素都可能与帕金森病有因果关系，但迄今为止，尚未得到相关研究的证实 [97]。

有助于战胜帕金森病发生的方法不是在实验室中让更多的人群接触与帕金森病发病相关的化学物质，使其产生帕金森病的特征，从而去探究治疗方法，而是停止使用这些化学物质。其他低收入水平以及环境政策较宽松的国家已经禁用百枯草了，美国理应如此。

六、《寂静的春天》引起的反响

20 世纪 60 年代，Rachel Carson 以出版《寂静的春天》

为标志发起了现代环境保护运动[98]。在书中，她描述了滥用杀虫剂带来的危害。她写道，人类可能在如此看似微不足道的选择（如选择哪种杀虫剂）之中就决定了自己未来的命运，这可真是一种讽刺。

人类已经赌上了一切——可是，这究竟是为了什么？未来的历史学家一定会为如今本末倒置的行为惊异不已。身为万物之灵长，人类怎么会只为了防治区区几种不想要的生物就彻底污染整个自然环境，不惜将患病和死亡的风险加诸自身？智慧的人类怎么会做出这种蠢行[99]？

Carson 继续写道："只有大众才有权利决定自己是否还要沿着眼下这条路走下去，而做决定的前提是完全掌握事实。"[100] 60 年前，因缺乏事实，许多后果都是未知的。

现在我们知道了。我们知道了杀虫剂有益于农业发展，但同时我们也明白了某些化学物质与帕金森病相关，更别说自闭症、肺病以及各种癌症[101]。

当有其他毒性较小的杀虫剂可选择时，我们就没有理由使用某些致病的化学物质了。不能再声称无知了。如果继续使用这些杀虫剂，就是默许帕金森病在我们耕作的农场、呼吸的空气以及饮用的水中传播[102]。

（陈可可　方伯言　译）

第 5 章　清理：各类溶剂和被污染的地下水如何传播疾病

Cleaning Up: How Solvents and Contaminated Groundwater Spread the Disease

质疑的受益者属于人民，而不是化学品。

——退休军士长 Jerry Ensminger [1]

1988 年，Danny Fromm 是一个典型的南加州青少年，他喜欢研究汽车，尤其是他那黑色车顶、红色车身的 1972 年雪佛兰新星。他用在当地的优尼科 76 号加油站当服务员时攒下的 1300 美元买的那辆车。Fromm 和他的朋友更换了那辆车的发动机，据他回忆，这让那辆车"性能变得非常棒，速度变得非常快"。那辆车给了这个 17 岁少年所追逐的自由。他可以随心所欲，这种自由他以前从未拥有过。

高中一毕业，Fromm 就开始在航空航天工厂用溶剂三氯乙烯清洗电路板。在十多年的时间里，他每天 8 小时都暴露于这种芳香族化合物中，从来没有人告知他潜在的风险或是给他提供防护装备。

35 岁的时候，Fromm 发现他的右小指在不停地抽动。第一位医生给的诊断是“压力太大”，并建议他适当喝一些酒。第二位医生给了一个截然不同的诊断：帕金森病。

刚开始服用左旋多巴之后，Fromm 的症状的确有所改善。5 年后，他的头部、颈部以及躯干出现了不自主运动，这是服用左旋多巴后常见的副作用。为了抑制这些运动，改善症状，他做了脑深部电刺激手术。正如其名，这个手术是将电极植入大脑，并与在胸部皮肤下用电池供电的刺激器相连。这个手术改善了他的一些症状，包括震颤，但远远没有达到治愈。

Fromm 现在 48 岁了，他与妻子以及 6 岁的儿子 Logan 住在爱达荷州。他还有两个大儿子，他们与母亲住在 Fromm 家附近。早晨，Fromm 会出现行走困难，他称之为“慌张步态”。所以他睡醒后立即服药并做运动缓解腿部僵硬。之后他便可以独自起床、洗漱和穿衣服。

每天早上他都会给儿子 Logan 做早餐，送他上学。Fromm 的慌张步态经常会在 Logan 回家的时候再次出现。有时他会为自己和儿子感到尴尬。不过，他的状态时好时坏。好的时候，他可以和 Logan 一起玩耍，修剪草坪，甚至在他家附近的小路上散步。但是他无法预测药效，因此很多时候行动受到了严重的限制。

他和儿子一起度过了很多时光。虽然儿子从不谈论这种疾病，但是他有时会以一种善意的方式模仿 Fromm 走路，甚至 Fromm 的慌张步态。Fromm 说："我应该和 Logan 相处得更好，我年老的时候，还得他照顾我。"

Fromm 每天都为自己在航空航天工厂暴露于三氯乙烯（有时被称为"tri"或"trike"）而感到后悔。虽然还没有明确证明该溶剂会导致帕金森病，但是在工作中接触该溶剂中的人患帕金森病的风险是没有暴露的人的 6 倍[2]。Fromm 说："如果你的工作会接触到三氯乙烯，请马上停止你的工作，远离三氯乙烯。"

但不只是从事清洗电路板这种工作才会接触到危险的化学物质。我们几乎都曾接触过危险的化学物质。

三氯乙烯在 20 世纪 20 年代作为一种化学物质被引入市场，很快就用到商业和消费者身上，应用范围从冲洗火箭发动机到清洁地毯[3]。由于三氯乙烯易于蒸发并可吸入，它也用作手术和分娩的麻醉剂[4]。因为具有毒性，美国食品药品管理局（FDA）在 1977 年提出禁止将三氯乙烯用作麻醉剂[5]。20 世纪 90 年代，第一篇将三氯乙烯与帕金森病联系起来的研究文章发表了[6]。

如今，三氯乙烯仍被用作金属脱脂剂和干洗污迹清洁剂。三氯乙烯也是许多家居日常用品清洁剂的成分，包括油漆去除剂、胶水、污渍去除剂、地毯清洁剂和枪支清洁剂[7]。据估计，美国每年三氯乙烯的用量为 2.5 亿磅[8]。

一、广泛暴露

虽然 Fromm 工作时没有采取任何防护措施，但众所周知，三氯乙烯在工业领域的危害。早在 1932 年，俄亥俄州辛辛那提市克莱斯勒公司的医学顾问 Carey McCord 医生就曾给美国医学会杂志写过一封信，名为“三氯乙烯的毒害作用”（图 5–1）[10]。

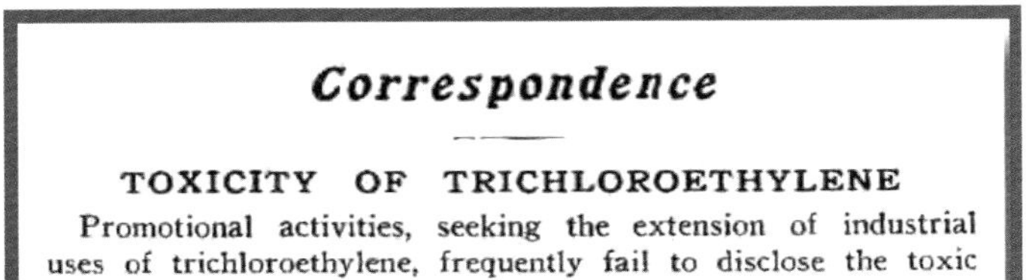

Correspondence

TOXICITY OF TRICHLOROETHYLENE

Promotional activities, seeking the extension of industrial uses of trichloroethylene, frequently fail to disclose the toxic nature of this chemical and the practical dangers that may attend its use. Trichloroethylene (C_2HCl_3) is a chlorinated

▲ 图 5–1　**Carey McCord** 医生 **1932** 年写给美国医学会期刊警告三氯乙烯的危害的信

McCord 在开头写道："旨在扩大三氯乙烯工业用途而开展的宣传活动，往往没有披露这种化学品的毒性及应用的真正危险。"他继续写道："在工业生产中，三氯乙烯会通过人们呼吸的气体或者皮肤进入体内。"基于在兔子身上进行的研究，McCord 详细说明了吸入和皮肤吸附不同浓度的三氯乙烯的致命影响。他总结道："任何考虑使用三氯乙烯的工厂都会发现它有许多可取之处，同时，也会发现，在没有封闭的操作系统下，这种溶剂将会给暴露于其中的工人造成灾难。"[11]

几十年后，这种灾难降临到肯塔基州伯里亚的一家小工厂。那里的工人在没有穿戴任何防护装备的情况下，将他们的手臂浸入装有三氯乙烯的大桶中，以清洁小的金属部件。其中两名工人得了帕金森病，他们暴露于含有三氯乙烯的空气中长达 25 年之久。坐在三氯乙烯大桶附近的那位工人也得了帕金森病。她赤手接过前两位工人用三氯乙烯清洁干净的金属零件[12]。

诊疗过程中，其中一位工人提到他的同事也得了帕金森病[13]。因为担心三氯乙烯对神经系统的毒害作用，那位肯塔基大学的医生和她的同事们决定对此进行调查[14]。他们给 134 名曾在那个工厂工作的工人邮寄问卷；65 名工人填写了问卷。其中，44 名工人（68%）至少存在一种帕金森综合征症状。此外，他们对 13 名没有任何症状的工人进行了检查，发现与正常人相比，他们手部运动“明显变慢”[15]。他们得出的结论是，与三氯乙烯接触最密切的工人最有可能出现帕金森病症状。

接下来，他们试图在实验室的动物身上重现发生在那些工人身上的症状。用三氯乙烯饲养小鼠六周，得到了惊人的结果。那些小鼠大脑黑质中产生多巴胺的神经细胞几乎丧失了一半[16]。

然而，1981—1991 年，三氯乙烯的产量增加了 1000 倍[17]。在 20 世纪下半叶，美国工业中几乎随处可见三氯乙烯[18]。美国国立卫生研究院资助的一项流行病学研究表明，工作中接触三氯乙烯与帕金森病之间存在关联，其结论是：潜在的公共健康影响是巨大的[19]。

尽管美国三氯乙烯的产量已经从峰值开始下降，但是每年仍有数百万磅三氯乙烯释放到环境中。空气、土壤、食物以及母乳中都含有三氯乙烯[20]。

二、掩盖灾难

军人也会因为职业需求接触到三氯乙烯。在北卡罗来纳州勒琼海军陆战队基地曾经发生的一切也许是最糟糕的例子。自 1941 年以来，这个以第一次世界大战海军将军命名的基地，一直在训练和培养已做好战斗准备的海军陆战队员，使他们成为“世界上最好的战士”[21]。这个基地目前有 17 万人口，包括现役军人、退休人员、家属和公民。

从 1953 年到 1987 年这二十多年来，勒琼营的居民饮用和沐浴用水都具有毒性[22]。在那期间，该营地及其水供应遭到了 70 多种化学物质的毒害，其中包括三氯乙烯和干洗店使用的一种名为四氯乙烯（tetrachloroethylene，PCE）的类似溶剂，这个溶剂也与帕金森病的发生相关[23]。该海军基地的所有坦克、飞机和两栖车辆都需要清洁金属部件，而三氯乙烯可以解决这个问题[24]。

军官们也需要干净的制服。他们的制服都是由基地附近的 ABC 一小时干洗店清洗。据美国环境保护署报道，这也是污染的来源[25]。当然，污染源并不仅限于干洗店。基地上的泄漏和地下储罐的泄漏也是造成污染的原因之一[26]。其结果为研究人员在该基地的土壤和地下水中检测到将近一吨的污染物[27]。饮用水中化学物质的浓度（包括三氯乙烯和四氯乙烯）是安全标准许可水平的 240 倍到 3400 倍[28]。

1980 年至 1984 年，该海军陆战队领导人收到了许多关于水污染的警告[29]。尽管这个问题引起了许多人的关注，但还是没人解决[30]。基地上受污染的水井依旧开放，每次居民喝水、洗澡、游泳、做饭或者是打扫卫生的时候都会接触到污染。2010 年美国众议院监督小组委员会发现，30 年来，在勒琼营服役的海军陆战队员及其家属饮用的水中含有有毒的化学物质。美国海军陆战队用了 4 年多的时间关闭了被有毒化学物质污染的饮用水井。24 年后，国会通过了一项法案，迫使海军陆战队告知退伍军人这种污染潜在的健康问题。在过去 20 年的时间里，美国海军陆战队一直在阻止全面披露勒琼营受污染的真实程度[31]。最终该基地 100 多万人被暴露于有毒物质之中[32]。2005 年美国国家科学院表明，这是美国历史上规模最大的人类通过饮用水接触到三氯乙烯的事件[33]。因为三氯乙烯易挥发，因此并不是只有饮用水受到了污染。三氯乙烯蒸汽会扩散到土壤和附近的建筑物中，进而影响室内空气质量[34]。勒琼营一些军营的空气也受到了污染[35]。

Lori Lou Freshwater 是一名调查记者，她就勒琼营被污染一事写了大量的文章[36]。她的家庭也是其中的受害者。1980 年到 1983 年是污染最严重的时期，还是孩子的 Freshwater 在那期间和家人一起住在基地上。她写道，“我的整个童年都被悲剧所笼罩。我两个弟弟的去世与化学物质污染有关……也与我母亲因二型白血病去世前，最后几年充满磨难的生活有关。”[37] 如今，Freshwater 指出，“许多人都不知道暴露于那种环境中会得帕金森病。”

海军陆战队高层的拒绝和拖延只会增加勒琼营居民的健康风险。当地的一个墓地里全是死于污染的新生儿、婴儿和儿童[38]。据新闻报道，成百上千的母亲流产，生下死胎或先天畸形的婴儿。……虽然不知道确切的数字，但可能有数千名曾居住在该基地的人罹患癌症……及帕金森病[39]。

2017 年，退伍军人事务部（VA）依据在勒琼军营生活过的时间，将帕金森病添加到“推定”条件中[40]。VA 表示，经审查，肝癌和帕金森等疾病符合上述条件，有强有力的证据支持这些疾病与污染存在因果关系，并有证据证明这些疾病可能是由暴露于污染之中引起的[41]。

三、有毒的山谷

硅谷是谷歌、领英、雅虎和其他科技巨头的大本营。同时，它也是美国环境保护署有毒废物填埋场分布最多的地方（图 5–2）[42]。

20 世纪 60 至 70 年代，硅谷充满传奇色彩的半导体公司都在使用三氯乙烯清洁硅晶片，其中包括飞兆半导体公司和英特尔[43]。如今，土壤和地下水都受到了三氯乙烯的污染，空气中也弥漫着蒸发的三氯乙烯[44]。

这种污染是那个时代的象征。20 世纪 70 年代，成千上万有毒物品的倾倒污染了全国各地的空气、土地和水。为此，美国国会于 1980 年制定了《综合环境反应、赔偿和责任法案》，该法案创建了一个被称为“有毒废物填埋场”的清理计划[45]。该法案允许环境保护署指定清理地点，并强制污染责任方（通常是公司）要么自己做清理工作，要么赔偿政府清理的费用[46]。

谷歌坐落于硅谷山景城一个有毒废物填埋场的正上方。这片被前人污染的区域的清理工作目前尚未完成，并将持续数十年[48]。与此同时，那些拥有美国最昂贵房产的居民面临着暴露于三氯乙烯的风险。

硅谷的有毒废物填埋场

这是硅谷三氯乙烯污染的 21 个有毒废物填埋场中的 15 个

1. CTS Prlntex，Inc
普利茅斯和殖民地 STS
加利福尼亚州山景城 94043

2. Teledyne 半导体公司
特拉贝拉大道 1300 号
加利福尼亚州山景城 94043

3. 光谱物理公司
米德尔菲尔德西路 1250 号
加利福尼亚州山景城 94042

4. 莫菲特菲尔德海军航空基地
加利福尼亚莫菲特菲尔德 94035

5. 法勒希德半导体公司
369，515 N 惠斯曼，
313 法尔赫尔德& 401 国家
加利福尼亚州山景城 94942

6. 雷神公司
埃利斯街 350 号
加利福尼亚州山景城 94943

7. 西屋电气公司
亨迪大街 401 号
加利福尼亚州桑尼维尔 95117

8. TRW 微波公司（825 号楼）
斯图尔特路 825 号
加利福尼亚州桑尼维尔 94086

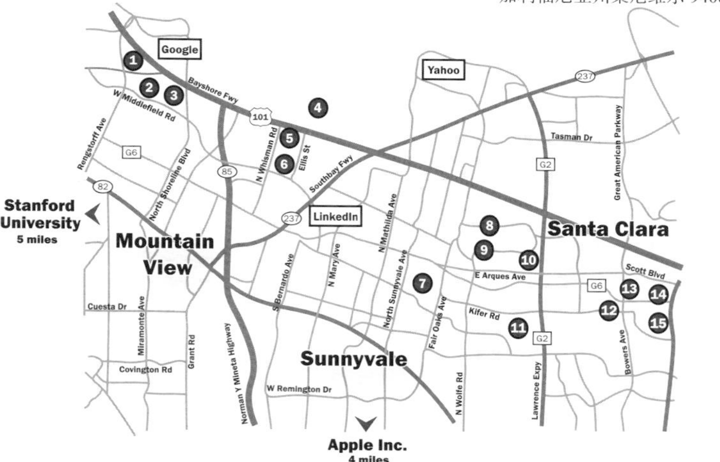

9. 高级微设备公司
汤普森广场 901 号
加利福尼亚州桑尼维尔 94086

10. MMI 内存公司
雅克大道 1165 号
加利福尼亚州桑尼维尔 94086

11. 国家半导体公司
半导体大道 2900 号
加利福尼亚州圣克拉拉 95050

12. 英特尔 Magnetlcs
爱梅格村 3000 号
加利福尼亚州圣克拉拉 95051

13. 应用材料
鲍尔斯大街 3050 号
加利福尼亚州圣克拉拉 95051

14. Synertek 公司（1 号楼）
科罗纳多大道 3050 号
加利福尼亚州圣克拉拉 95051

15. 英特尔公司（圣克拉拉Ⅲ）
西北大道 pkwy 2880 号
加利福尼亚州圣克拉拉 95051

▲ 图 5-2 硅谷受三氯乙烯污染的 **15** 个有毒废物填埋场所在地地图 [47]

Jane Horton 在谷歌附近买房的时候，她根本不知道土壤里存在的化学物质[49]。得知自己住在有毒废物填埋场对面后，她检测了室内的空气，发现空气被污染了，她在 2014 年《卫报》的一篇文章中报道了这一事件。她还发现一股有毒的三氯乙烯烟雾就在她家的地下流窜[50]。即便有毒废物填埋场的地下水中 75% 的三氯乙烯已被清理，Horton 家室内空气中化学物质的含量依旧超过了美国环境保护署的安全阈值。因此，她的家中不得不安装大量通风和换气的管道和风扇[51]。

2002 年，山城之声报道称，居住在 Horton 所在社区附近的一条短街，沃克大道及其附近的六名居民被诊断为帕金森病[52]。此外，居住在附近的另外 4 人得了脑肿瘤（美国环境保护署把三氯乙烯划分为一种致癌物质）[53]。

现在，Horton 依旧住在原来的地方，她家的空气清洁系统每天运作 12h（图 5-3）。这个清洁系统会把受三氯乙烯污染的空气从地下排到房顶上。她会让美国环境保护署每年对室内空气进行 1～2 次检测，她说她家室内空气大概是整个山景城最干净的。

对室内空气不再那么担忧之后，Horton 开始担心社区的情况了。她说："有谁会从污染中获益呢？为什么我们不

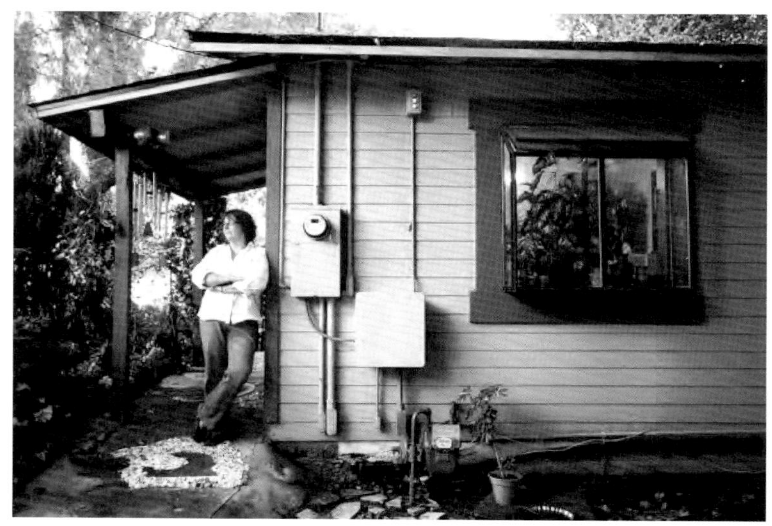

▲ 图 5-3　屋外的 **Jane Horton** 和三氯乙烯清洁系统，加州山景城，**2010** 年
Michelle Le 提供 / 山景之声

能全部清理干净呢？……令人沮丧的是，人们的生命处于危险之中。"

三氯乙烯污染了美国 30% 的饮用水供应系统，如今它已成为美国地下水中最常见的有机（含碳）污染物[54]。截至 2018 年 7 月 3 日，美国环境保护署在国家优先事项清单上列举了 1346 处符合联邦有毒废物填埋场项目救助和融资条件的场所[55]。其中大部分是三氯乙烯污染造成的[56]。美国受三氯乙烯污染的有毒废物填埋场可在图 5-4 的地图和 www.endingPD.org 网站查询。

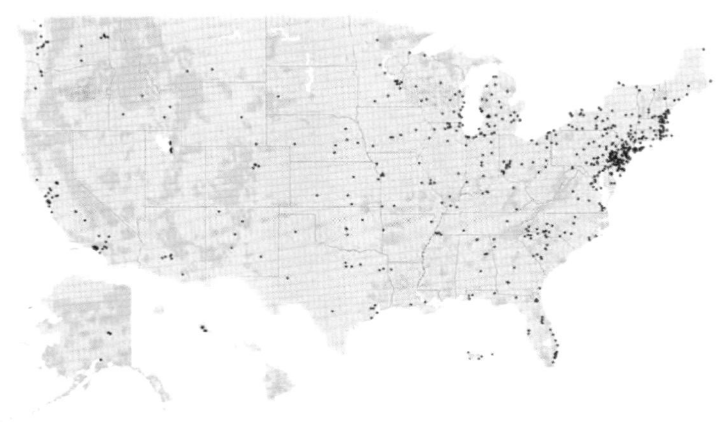

▲ 图 5-4　受三氯乙烯污染的美国有毒废物填埋场分布图（2018 年）

四、一个民间故事

有毒废物填埋场只是开始。美国成千上万的地方都受到了三氯乙烯污染。据山景城前市长、公共环境监督中心执行主任 Lenny Siegel 说，有毒废物填埋场只是受三氯乙烯污染地区中的一小部分。

例如，三氯乙烯从纽约维克多的土壤渗出，该地距离本文作者 Ray Dorse 家仅 15 分钟的路程 [57]。1990 年，纽约州卫生部开始对全州的小型社区供水系统进行抽样，其中包括拥有 14 000 人口的维克多。许多居民的供水来自当地的一个泉水，该泉水被发现含有三氯乙烯，其含量超过安全标准的两倍。

三氯乙烯污染可以追溯到十多年前当地的一个沙砾场。检查人员在该沙砾场中发现了一英里长的三氯乙烯羽状物，它污染了当地的几口私家水井，增加了土壤中三氯乙烯的含量，并导致附近 6 户人家的空气中三氯乙烯浓度高于安全水平[58]。

Jamie Myers（化名）是一名 51 岁的护士，她住在维克多。她家的供水来自受污染的水井，在过去的十年里，她经常沿着通往充满三氯乙烯的采砾场的斜坡慢跑，每周 4 次。2014 年，她发现自己不能爬上那个斜坡了。随后她被诊断为帕金森病。

2008 年，Myers 开始了解三氯乙烯污染物的历史，她怀疑她得帕金森病是由环境因素造成的。她没有帕金森病家族史，饮食健康，一直都有运动。如今她说："我很沮丧，因为污染已经导致了我个人的健康问题了。"

现在家中安装了空气清理系统，可以把房子下面的空气转移到上面的通风口，她就不那么担心三个孩子了。与所有住在维克多的居民一样，她家的供水来自市政水源，不再是水井。她说："如果我担心孩子的健康，我们会马上搬离这里。”

据当地报道，2009 年在该地区进行的一项癌症研究虽然尚无定论，但确实显示出脑肿瘤数目异常。这一结果与 Jane Horton 所在的山景城社区的发现结果相似[59]。癌症研究没有评估帕金森病患病风险。

三氯乙烯污染并不局限于美国。预计此化学物质的全球消费量每年将增长 2%。在帕金森病发生率增长速度最快的中国，三氯乙烯的使用量将以每年 4% 的速度增加[60]。

欧洲部分地区已经完全禁止使用三氯乙烯[61]。2016 年底至 2017 年初，美国环境保护署提议禁止在干洗设备中使用三氯乙烯进行污渍清洗和工业脱脂，如清洗发动机。该机构担忧几个健康问题，其中包括三氯乙烯的致癌性，长期暴露在三氯乙烯中会对大脑和神经系统造成损害[62]。

工业组织试图推迟或阻止监管行动[63]。美国干洗行业组织中的全国清洁协会认为，三氯乙烯替代品的清洁作用不如三氯乙烯[64]。全球汽车制造商协会表示，环境保护署在其分析中没有遵循合理的经济原则[65]。接着，在 2017 年底，环境保护署宣布将无限期推迟其提议的禁令[66]。

曾经暴露和正暴露于三氯乙烯的人们已经不愿再等待了。参议员 Tom Udall 的叔叔，议员 Morris Udall 得了帕金森病，他正在向美国环境保护署施压，要求禁用三氯乙烯。2018 年 8 月，他与家人举行了记者招待会。他们分享了亲人死于与三氯乙烯相关疾病的故事，强调需要迅速采取行动。环境保护署署长 Andrew Wheeler 说："当然，我们会采取措施控制三氯乙烯和其他化学物质。"[67] 到 2019 年 7 月，环境保护署还没有采取行动。

五、战胜帕金森病的希望

Austin Bradford Hill 爵士在关于因果关系的演讲即将结束时指出："在职业医学中，我们的目标通常是采取行动。"[68] 这些行动可以提高我们的健康状况。

荷兰是世界上为数不多的帕金森病发病率正在下降的国家之一[69]。2016 年的一项研究表明，1990—2011 年帕金森病新发病例数目急剧下降[70]。

其原因尚不明确，但正如帕金森病的发病率随着工业化的发展而急剧上升一样，国家对污染的积极治理过程中，帕金森病的发病率也会随之下降[71]。其他与帕金森病相关的杀虫剂的使用量也在下降或停用。荷兰人中脂肪组织、血液以及母乳中 DDT、狄氏剂以及其代谢产物的水平也随之下降。例如，1968 年至 1986 年，脂肪组织中狄氏剂的含量减少了约 75%，DDT 的含量减少了 90%[72]。此外，荷兰还禁止使用 DDT。1981 年荷兰空气中的三氯乙烯水平是整个欧洲最低的 [73]。总的来说，与帕金森病有关的空气污染也大大减少了 [74]。1990—2012 年，多种大气污染物排放量下降了 50% 以上 [75]。

许多退行性疾病和人为因素引起的疾病都反映了我们父辈和祖辈所造成的环境问题。就像环境污染会危害健康并导致疾病一样，反之，治理污染就会逆转这种作用。受科学的启迪，我们现在可以为自己和后代弥补前人的错误了。正如 Hill 所说，必须采取行动。

（陈可可　方伯言　译）

第 6 章　保护我们自己：头部外伤、运动及饮食的作用

Protecting Ourselves: The Role of Head Trauma, Exercise, and Diet

Muhammad 正在与一个无情的、阴险的窃贼打斗。帕金森病不区别对待任何头衔，不尊重任何成就，也不向任何天才、勇士或个性低头。帕金森病一视同仁。Muhammad 将同帕金森病战斗终生。

——Lonnie Ali，2002 年在国会上的证词[1]

在他一生中的大多数时间，Muhammad Ali 都在不断地提高意识境界，他确实也是这样做的，例如：参加越南战争、在种族、信仰和宗教自由方面，最终出现了脑外伤的健康风险。

1981 年 12 月 11 日，Ali 在与 Trevor Berbick 较量时——这是他的第 61 场也是最后一场职业比赛。3 年后，他被诊断为帕金森病。在过去 27 年中，Ali 与拳击手比赛，接下

来的 32 年，他一直在对抗帕金森病。他确诊时，很少有人了解脑外伤与疾病间的关系[2]。此后，大量研究发现头部反复被击打会增加患帕金森病风险[3]。

在 2006 年，研究者发现即使仅有一次头部外伤导致的意识丧失或失忆也会使患帕金森病的风险增加 3 倍[4]。反复的头部外伤会使这一风险增加更多[5]。脑外伤不仅会增加患帕金森病的风险，也会加速疾病的进展。还会增加路易小体沉积，路易小体是帕金森病患者大脑中沉积的错误折叠的蛋白质[6]。正如特定基因突变合并接触化学物质会增加患病风险，脑外伤合并外力也会加大患病风险。脑外伤合并农药百草枯会使患病风险增加 3 倍[7]。

橄榄球运动员，尤其是专业运动员，也是易感人群。他们更容易出现神经系统退行性疾病，包括阿尔茨海默病、肌萎缩性侧索硬化症（amyotrophic lateral sclerosis，ALS）及慢性创伤性脑病（chronic traumatic encephalopathy，CTE），这些疾病会因反复脑外伤而引起，最终导致痴呆[8]。然而专业橄榄球运动员与帕金森病之间的关系尚不明确。2012 年一项研究发现国家橄榄球联盟（National Football League，NFL）的运动员的死亡风险增加 3 倍，由于 ALS——卢伽雷病（Lou Gehrig's disease）——和阿尔茨海默病而不是帕金森病等疾病[9]。

但是 2017 年一项发表在美国医学协会杂志《*Journal of the American Medical Association*》关于橄榄球运动员的研究发现了其中的关联。CTE 的风险随每个运动员的职业时间和强度而增加，在几乎每个前 NLF 运动员（111 人中有 110 人）的脑内都会发生这种变化。在高中玩橄榄球的人中也会出现，但是较少——14 人中有 3 人[10]。在发生 CTE 的前职业运动员中，2/3 的人出现了帕金森病的特征，包括迟缓，跌倒倾向和震颤（图 6–1）。111 人中的 6 人曾被确诊为帕金森病[11]。

由于这些问题，一些国家橄榄球联盟 NLF 运动员的生活发生了很大的改变。Chris Borland，一名新秀后卫，2014

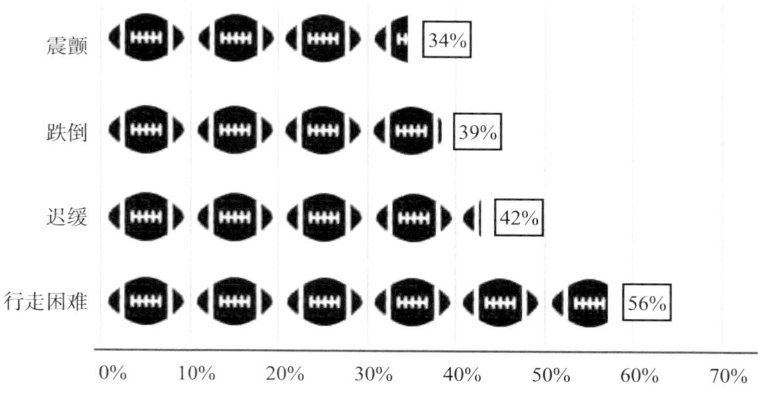

▲ 图 **6–1**　一项 **2017** 年的研究中有帕金森病症状的 **NLF** 球员比例[13]

年带领旧金山 49 人队的截锋队员，就是一个例子。他放弃了 300 万美元的合同和成为职业球员的机会[12]。在《赫芬顿邮报》上，这位前威斯康星大学全美运动员写道“如果我高中之后就放弃了橄榄球，就不会理解为什么一个 24 岁的人仅在职业生涯开始一年就退出 NFL。如果我没有在大学和职业生涯中做出成百上千次的擒抱摔倒，可能会认为运动员这个职业是安全的。高中后的经历提供了大量证据证明橄榄球造成的脑损伤远不止重力。自从高中以来我听到的这些不幸的事并不是个例。”[14]

他的说法是对的。在 2009 年，经过几十年的否认后，一名 NFL 发言人告诉《纽约时代》，“从医学研究中可以得出结论，脑震荡可以带来长期的问题。”[15] 在 2014 年，NFL 国家橄榄球联盟在法庭诉讼程序中发布的文件表明，预计将近 1/3 的退役球员比一般人群更有可能出现长期认知问题，尤其更年轻的人[16]。这些对过错的说法有助于形成依法解决问题的基础，NFL 据此同意提供 7.65 亿美元的医疗经费，帮助超过 18 000 名退役 NFL 运动员[17]。

在协议生效一年半之后，人们对神经变性疾病的索赔需求超过了预期。根据 2018《洛杉矶时报》的文章，113 名退役运动员针对帕金森病提出了索赔；81 名已经获得赔偿或同意赔偿[18]。索赔的数量已经远远超过预期，原预期在65年的和解期中只有14例会被赔偿[19]。然而在最初的18个月，帕金森病的赔偿已远远多于65年间预期的总数。

职业生涯开始于1956年，经历了15个赛季，Forrest Gregg 在名人堂生涯中进行了188场NFL比赛。他只是被诊断为帕金森病的退役职业球员之一[20]。他曾九次担任绿湾包装工队和达拉斯牛仔队的职业碗进攻手，后来又执教于辛辛那提猛虎队，带领他们在1982年的超级碗比赛第一次亮相。

在他的运动员生涯期间，Gregg 经历过不计其数的脑震荡。在他60岁时，Gregg 开始在晚上睡觉时大喊大叫，这是帕金森病的早期表现。他梦到自己在阻断四分位的传奇人物 Bart Starr。Gregg 最终把他的妻子踢下了床。在70岁时，他出现音量减小，手部震颤，还有弯腰姿势，最终确诊为帕金森病。如果他早知道风险，Gregg 说他还会继续打橄榄球，但会缩短职业生涯[21]。在2019年，Forrest Gregg 死于帕金森病并发症[22]。

脑震荡不只是职业橄榄球运动员所需考虑的问题。根据一项研究，8—12岁的年轻橄榄球运动员，脑震荡的概率与高中或大学运动员相当[23]。尤其对于大学运动员来说[24]。

一些研究报道其概率更低，也有的研究报道其概率更高。通常情况下，很少有报道运动性脑震荡的情况。例如威斯康星州 1500 名高中校队橄榄球运动员，30% 的运动员曾经至少有过一次脑震荡，15% 的运动员据报道在此赛季中有脑震荡。根据一项机密调查，少于一半的运动员在此赛季中向教练、队友、训练员或父母提起脑震荡[25]。来自教练，队友、父母和粉丝的压力使他们较少提起这件事。超过 25% 的女性或大学运动员由于这样的压力，在疑似脑震荡后依旧训练[26]。

橄榄球不是唯一造成脑震荡高发生率的运动。男生的冰球和长曲棍球与女生的足球和长曲棍球都会增加脑震荡的发生率[27]。但是，橄榄球的风险最高。在一项全美国高中 20 个运动项目的有关研究中，橄榄球造成 47% 的脑震荡[28]。针对减少接触、执行规则和对运动员进行宣教问题，相关部门已经对其做了一些工作[29]，但这些还不够。

退伍军人也要承担脑外伤的代价。在 2018 年的一项研究中，在退伍军人卫生管理数据库中查看到了 300 000 名个体的记录[30]。有大概 1500 名个体被诊断为帕金森病，通常由于防爆造成的脑外伤。轻度脑外伤增加了 50% 的退伍军人患帕金森病的风险 [31]，更严重的损伤会带来更大的风险。

因脑外伤造成的帕金森病给人们带来的负担在逐渐增长。根据美国国防部的数据，自从 2000 年以来，将近有 400 000 军人被诊断为脑外伤（图 6–2）[32]。有另外 800 万的退伍军人也可能有类似损伤 [34]。对于中度至重度脑外伤，约 1/5 的人在 12 年之内会出现帕金森病 [35]。脑外伤增加了退伍军人患帕金森病的风险，很多人都曾接触过农药橙剂（agent orange）和化学物质如三氯乙烯。

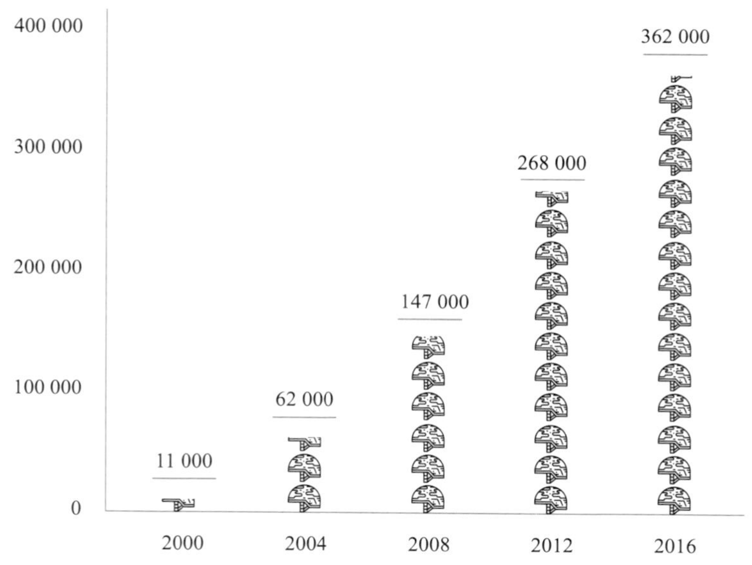

▲ 图 6–2　**2000—2016** 年累计诊断为脑外伤的美国军人数量 [33]

一、健身运动

由英国神经病学家 Williams Gower 博士执笔的《神经疾病手册》两卷发表于 1899 年，被称为“神经病学圣经”[36]。其中，Gower 推荐帕金森病患者“生活应该保持安静、规律、放松，并尽量摆脱工作和别人的照料”[37]。

Choi 在 27 岁被诊断为帕金森病的 9 年之后，自 2012 年以来，完成了 100 次半程马拉松，15 次全程马拉松，1 次超级马拉松，6 次格兰芬多自行车赛，多次斯巴达勇士赛，不计其数的 5 公里与 10 公里赛跑。当他被确诊时，他的生活很安静。他否认病情，甚至向妻子隐瞒，什么也不做。34 岁时，240 磅（108 千克）重，用手杖行走。一天他在背儿子时，两个人从楼梯跌倒，都没有受伤，但这次意外激励着 Choi 想恢复健康[38]。

Choi 在阅读一篇文章时，看到一位帕金森病患者完成了一次马拉松，他开始跑步。他完成了 5 公里，接着 10 公里和 15 公里，然后在 2012 年，完成了第一次马拉松。

几年前，当电视播放美国忍者勇士时，Choi 的 10 岁女儿告诉他应该参加。Choi 照做了，在 2017 年 7 月，他是第一个参加比赛的帕金森病患者。Choi 说参加比赛“是他做过的最恐怖的事”。尽管他在遇到平衡障碍物中摔倒过，但他的表现仍然很鼓舞人心。节目的主持人 Akbar Gbajabiamila（他的父亲患有帕金森病）非常受感动（图 6–3）。一年后，Choi 回到美国忍者勇士比赛。尽管有明显的震颤，但还是尽力完成了 10 个中的 3 个关卡。观众给予了热烈的掌声 [39]。

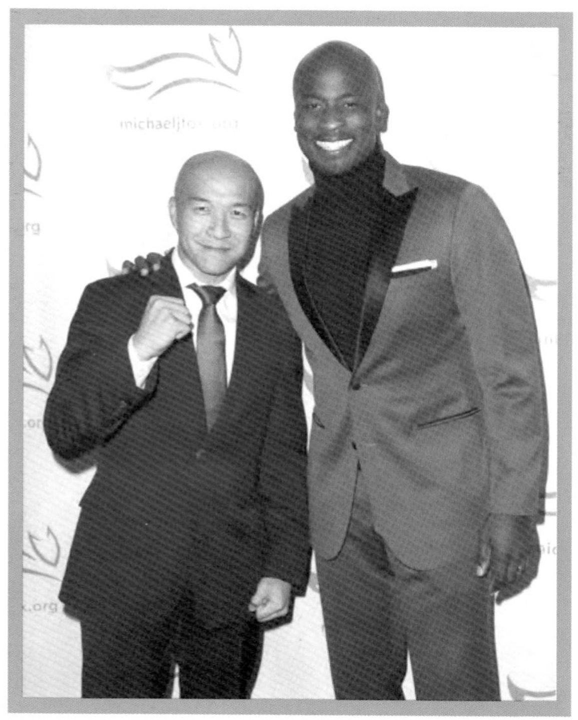

▲ 图 6–3　美国忍者勇士比赛者 **Jimmy Choi** 和主持人 **Akbar Gbajabiamila**，是帕金森研究 **Michael J. Fox** 基金会的董事会成员

Choi 的运动是有目的的。他想要增加耐力以预防帕金森病带来的疲劳。他练习波比跳（burpees），学习怎样才能安全地跌倒并重新站起来，希望自己能早点开始运动。

Choi 并不为疾病而伤感。他说："帕金森病糟透了。"但是，对于认为他如果没有帕金森病会跑的更快的人，Choi 说："如果没有帕金森病我可能不会跑马拉松"[40]。

他不是唯一一个认为运动有益的帕金森病患者。Cathy Frazier 是一位平面设计公司老板，在 1998 年 43 岁时被确诊为帕金森病，她发现骑自行车有益[41]。她和朋友 Jay Alberts 博士一起运动，后者是位神经学家。Albert 是位自行车狂热爱好者，认为和 Frazier 骑双人自行车 460 英里（740 千米）横跨爱荷华州很有意思，能加深她对疾病的认识。在骑行时，Albert 加快步伐，"我带着她让她骑的更快。"[42]

在为期 1 周的旅行中，Frazier 和 Albert 都发现她们的症状改善了。Frazier 说："当我骑车时感觉自己没有帕金森病。"Albert 发现她的震颤改善了，并且书写也改善了。鉴于这一变化，Frazier 继续骑车，有时在双人车上她写字依旧很平滑和清晰[43]。两人还共同创立了 Pedaling for Parkinson's，一个致力于理解运动如何改善帕金森病运动症状的组织[44]。

Alber 致力于研究“强制运动”（forced exercise）——指高于人们一般水平的运动[45]。在一项 10 人的小样本量研究中，Albert 和他的同事观察帕金森病患者和提高其速度的其他训练者一起骑双人自行车，正如他和 Frazier 一样。研究发现强制运动和传统骑行都能改善有氧运动能力。但只有强制运动能改善受试者的运动功能[46]。

Albert 也关注动物研究。在一项研究中，帕金森病小鼠在强制运动后有相似的改善。小鼠在跑台上以高于“最适度跑步速度”跑步时，它们的运动功能提高了，并且神经生长因子也增加了[47]。这些生长因子促进神经细胞生长，或许也有助于提高多巴胺释放并提高神经细胞间的交流[48]。

Albert 继续研究。在一项由国家健康研究所资助的为期 8 周的一百人研究中，他发现帕金森病患者高速骑行（每分钟八九转）可显著获益于运动。下一步是为期一年的研究并随访 300 名患者以高于一般运动速度运动。

无数个随机对照试验结果也支持了 Albert 的成果，表明运动对于帕金森病患者的价值——即使是以通常能达到的速度运动。一篇纳入 14 项随机对照试验的综述报告指出拉伸、力量训练、步行和其他运动都能提高帕金森病患者的运动能力、生活质量、平衡和步速[49]。

考虑到运动对于帕金森病病患者的获益情况，一个新的问题出现了。运动是否能预防帕金森病？两项 2018 年的研究寻求回答这一问题。一项研究纳入 7000 名退伍军人，发现与最少运动量的人相比，体型保持好的人在 12 年后患帕金森病的风险降低了 76%。根据这一发现结果和其他研究结论，研究者得出结论，“这些观察资料为推荐体育运动方式来减低患帕金森病的风险提供了更有力的支持。”[50]

在第二项研究中，中国浙江大学的研究者回顾了 8 篇研究，纳入超过 500 000 名受试者，研究运动是否会在 10 年后或更久降低患帕金森病的风险。他们发现运动减低了 21% 的患病风险。中等至高强度运动（如每周步行 7～8 小时或游泳 3.5～4 小时）使这个数字增加更高——可以降低 29% 的患病风险[51]。每周额外进行一小时高强度运动（如跳绳）或两小时中等强度运动（如骑车）会额外降低 9% 的患病风险。尽管很有意义，但是运动的保护作用也不是绝对的。研究发现运动除了让我们感觉良好和活得更久，也可以降低患帕金森病的风险[52]。并且运动得越多，效果越好[53]。

二、摄入健康食物

地中海饮食的作用广为人知。可以降低心脏病风险、记忆减退和癌症风险[54]。也可以让我们活得更久[55]。饮食主要包括蔬菜、豆科植物（豌豆、黄豆、扁豆）、水果、谷物和不饱和脂肪酸，尤其是橄榄油。它认为鱼类比奶制品、肉类、家禽重要，并且包括酒类[56]。Alberto Ascherio 博士是一位哈佛医学院的意大利医生与流行病学家，想要和同事研究这种饮食对于帕金森病患者的改变是否显著。

为了研究，他们记录 130 000 名健康人吃什么。研究者将其分类为“严格的”（大量水果、蔬菜、豆类、全麦和鱼）或“西式的”（大量红肉、加工食物、精制谷物、薯条、糖类，高脂肪奶制品）。16 年后，在“严格”组或地中海饮食组患帕金森病的人数与美式饮食组相比，患病人数减少 22%[57]。接下来的研究支持这一发现[58]。

地中海饮食是如何保护我们的尚不清楚[59]。一种机制可能是抗氧化剂（在食物中富含的维生素和其他物质）或许可以降低 α- 突触核蛋白在神经细胞内沉积为路易小体[60]。抗氧化剂也可以预防细胞损伤，包括产生能量的线粒体，后者因帕金森病而受损[61]。但是，仍需要其他研究帮助我们理解饮食如何预防疾病。

三、请再喝一杯

喝一杯咖啡或许有助于延缓或预防帕金森病的发病。研究已发现摄入咖啡因有助于减少疾病的发生[62]，并且越多越好。一项美国医师学会杂志的研究表明：疾病的发生随着咖啡因的摄入而降低[63]。这一效果是由于咖啡因而不是咖啡豆。来自于其他物质的咖啡因也会有保护效果，而低咖啡因的咖啡则无类似效果[64]。

Ascherio 和他研究了 130 000 名健康地中海饮食的同事，也研究了咖啡因摄入。10 年后，摄入咖啡因最多的人比最少的人患帕金森病的风险减少 58%。在女性中，中等咖啡因摄入（一天 1～3 杯咖啡）疾病的发生率最低[65]。

咖啡因在大脑内可以保护产生多巴胺的细胞不受帕金森病的损害[66]。当类似咖啡因的药物给予有帕金森病症状的动物时，它们的运动功能改善了。然而在临床研究中，没有观察到类似的功能改善。可能是由于当人们被诊断为帕金森病时，已经失去了太多神经细胞——咖啡因摄入太迟了[67]。正如 Ascherio 和同事的结论，年轻时严格的咖啡因摄入（1～4 杯）可以保护神经细胞并降低帕金森病的危险[68]。但是咖啡因也有不利的影响。它会导致焦虑、头疼和其他副作用[69]。因此，必须在获利与不利之间权衡其后果。

总之，我们可以通过保护头部、运动、摄入地中海饮食和摄入咖啡因而降低患帕金森病的危险。

（于　鑫　方伯言　译）

第 7 章　照护：帮助那些背负帕金森病负担的人们

Taking Care: Helping Those Who Bear the Parkinson's Burden

你得帕金森病后最先发生的事情之一就是手机没有来电了。

——Alan Leffler，退休企业老板和帕金森病患者的照料者 [1]

如今，在世界很多地方，大多数帕金森病患者都没有被确诊。即使是确诊患者，多数没有得到适当的护理。无论对于和患者一起生活或照料患者的人，几乎完全被低估了。

Hans Jakobs（化名）曾担任过荷兰最古老的城市奈梅亨的书记员。当 Bas Bloem 教授，也就是他的神经科医生和本书的原作者，告诉困扰他几年的症状是由于帕金森病时，他开始哭泣。他的妻子 Anna 和女儿 Christine（化名）也哭了。Bloem 猜测他们哭泣是因为这个坏消息。相反，Jakobses 却是因为减轻忧虑而哭泣。他说："终于知道这个怪物现在的名字了。"

Hans 的故事却是很常见的[2]。七年之间他出现了一些症状，但是却无法解释。首先，Hans 一直很乐观，但是却开始抑郁。家庭医生开了抗抑郁的药物。有一些效果，但是他感觉不像以前的自己。家庭医生认为是疲倦或中年危机。但是 Hans 和他的妻子都不认同这种说法。他们的婚姻幸福，并且 Hans 喜欢他的工作，他刚刚被升职。

Hans 开始觉得抑郁后不久，Anna 决定睡到另一张床上。这没有改善他的情绪，但是却很有必要。Hans 在梦中会变得非常暴力，还会不小心伤害到 Anna。"当 Hans 在梦里和攻击他的动物搏斗时，他会打人。" Anna 说，"我有几次有瘀青，所以没有别的办法。"

几年过后，Hans 身体很好，但是开始有无法解释的疲劳。中等强度的运动都会让他想要休息。他去看了内科医生做了一些血常规检查，结果在正常范围内。

"但是当我左侧肩膀开始酸痛的时候我知道绝对出问题了。" Hans 说，"这让我很费解，因为我是右利手，很少用左侧搬重物，但却是左侧一直酸痛。" 让家人也感到沮丧的是，Hans 的骨科医生也认为他的左侧肩关节没有问题。"记住我的话。" 外科医生说，"几周之后这个问题就会消失。"

但是，事实却并非如此。

他的家庭医生将 Hans 转诊至物理治疗。那位非常有经验的将近退休的治疗师，是第一位为找到答案提供帮助的人。他说："我认为你的肩关节是正常的，但你的走路姿势有些问题。我不确定是什么问题，也许应该去看神经科医生。"

对于一位经验丰富的神经科医生，答案很明确。医生很快注意到这位新患者从椅子上站起时动作迟缓。Hans 的表情很友善，但是他的眨眼速度很慢。当朝办公室走去时，他的左臂几乎不摆动。这些都是帕金森病的指征。

在事后来看，他的抑郁，梦中大喊大叫，疲劳和肩关节不对称的疼痛都是帕金森病的早期症状。还有其他一些指征，包括嗅觉减退和便秘。

没有患病的错误诊断并没有减轻他的痛苦和家人对他的担忧。Hans 说："现在我知道这个怪物的名字了，终于可以开始治疗了。"

一、认识到我们面对的是什么

在某些情况下，如结肠癌，一般能够隐藏在人体好多年。当帕金森病出现的时候，则有一些可见的特征[3]。尽管有很多线索，帕金森病也容易确诊，但很多却无法确诊，因为患者或医生经常将症状归结于年龄或未能正确重视患者的症状[4]。此外，很多人也不了解帕金森病的很多方面都是可以治疗的。

未确诊的病例数——在发达国家和发展中国家——都很惊人（图 7–1）。在 2003 年的一项研究，在玻利维亚的乡村地区，研究者认为是帕金森病的患者中，都从未被诊断为帕金森病[5]。在意大利阿尔卑斯，83% 的患者从未被告知患帕金森病[6]。在中国乡村地区，69%～78% 的人也未被告知。在北京，几乎一半的帕金森病患者未被诊断[7]。在西

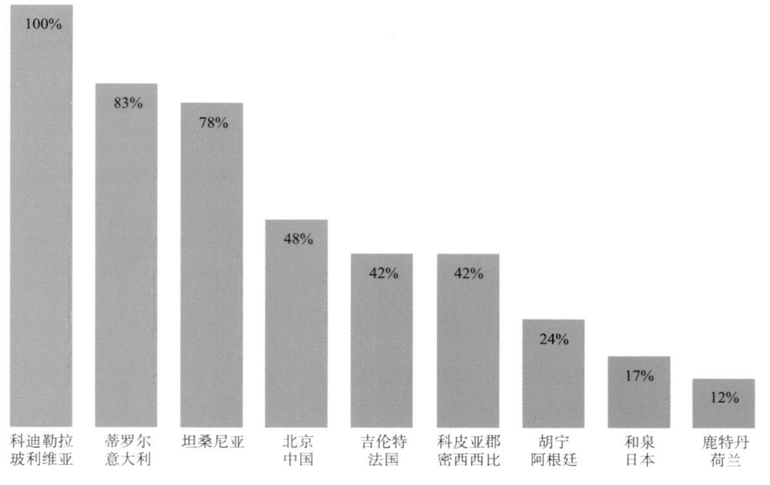

▲ 图 7–1　不同地区患帕金森病而未被诊断的人数百分比

南部密西西比，数字也很相似——42%[8]。

未被诊断的帕金森病患者有很多。在 2018 年，Samuel Jones（化名），一位 70 岁的退休机械师，在亚拉巴马州的一个小镇因为抑郁而住院。在过去十年，他行走变得迟缓，并且灵活性降低。他无法再修理水龙头或者钉钉子。Jones，原本是个快乐的人，却逐渐与朋友和家人减少了接触。变得越来越孤僻，花越来越多的时间坐在椅子上看电视。

其家人开始担心他的精神问题。最终把他带到医院。一个机敏的精神科医生发现 Jones 的主要问题不是抑郁，而是动作迟缓。即使他没有震颤，在没有帮助的情况下也无法坐在床上，是帕金森病，给他开具了左旋多巴。

当 Jones 在 1 个月后回到门诊，医生询问他的状态。Jones 从椅子上跳起来，在屋子里走动，并且很开心。

在几年无意义的痛苦后，Jones 很幸运的得到诊断并进行治疗，但很多人却并没有。

二、进行正确的治疗

一旦确诊了是帕金森病，大多数患者都没有得到相应的护理。帕金森病的治疗主要有四点。合适的药物，有时需要手术，多学科的健康护理团队，以及最重要的是来自患者个人的支持。问题是几乎没有帕金森病患者能同时做到以上四点。

50 岁的时候，John Harlan 是一个检验官也是个狂热滑雪爱好者。在纽约北部的阿迪朗克山上坡时，他发现了问题：无法保持从容和优雅。他认为是年龄导致的。但是，后来逐渐焦虑，右手出现抖动。当地医生诊断为帕金森病并开具了左旋多巴。

像大多数患者一样，Harlan 对药物反应良好，并且和妻子积极生活。但是药物的作用没有持续。左旋多巴引起他不自主运动，在站或坐时左右摇摆。他不再像以前一样。

患病十年后，他的症状更加严重。走路时脚像粘在地上一样或者说是冻结。他曾经照料过的妻子就在这时去世了，他感到孤独，经常购物、做饭而且穿衣还有困难，最后 Harlan 决定住进养老院。

在那里，有人帮助 Harlan 的生活，但是无法再见到他的有经验的神经科医生。相反，一个治疗帕金森病经验有限的内科医生对他进行继续治疗。Harlan 的疾病继续发展。为了缓解震颤和其他症状，养老院的医生加入了新药物。尽管用意是好的，却使 Harlan 症状加重。

Harlan 刚到养老院时，还保持着爱玩新奇、性情温和的特点，后来变得困惑和烦躁。他攻击护士和住院医师。医生开始用改善记忆力的药物和其他药物来使他冷静。Harlan 开始分不清方向和地点。

有一次，他爬出窗户，破坏篱笆，尝试逃离养老院。当人们找到他并送回住地的时候，工作人员限制了他的活动。这样就更加重了 Harlan 的困惑和沮丧。

养老院中一个具有创新意识的管理者拜访了纽约罗切斯特医疗中心的帕金森病专科医生。询问是否可以通过远程医疗看看 Harlan——主要是通过视频会议会诊。那时，2007 年，视频会议还是非常新颖的事情，几乎没有人听说过养老院还能用到视频会议。幸运的是，一位开明的专家同意了。

在初次视频就诊时，Harlan 言语不清，扭动，经常会有冻结发作。也表现出痴呆症状。在基本认知测试中，满分 30 分他得了 21 分。在接下来的 9 个月，Harlan 以这种方式“就诊于”他的帕金森病专科医生一共 6 次，而不用前往医院。每次就诊时，他的护士陪着她，为 Harlan 补充说明他的症状。

基于看到的和观察到的现象，专科医生去掉了两种药物，并调整了其他药物的用药时间和剂量。Harlan 的困惑和痴呆消失了，他的认知测试得分达到了 30 分。Harlan 的运动和自信提高了。尽管离可以重新滑雪还有很长的路要走，但是他准备开始重新行走了。

多亏了这一方法，Harlan 逐渐恢复了他原来的性格和自由。不再攻击任何人并且愉快的生活了 3 年。在 80 岁时，死于晚期帕金森病。

Harlan 的故事特殊点在于他最终就诊于专科医生。在美国养老院的 2/3 的帕金森病患者从未就诊于神经科医生，并且专科医生只有一少部分会去养老院 [9]。90% 的患者没有接受物理治疗。少于 10% 的患者有心理专科医生 [10]。

其他国家也有类似的缺点。在荷兰，很多在养老院的帕金森病患者没有得到恰当的药物。有些是剂量不当。也有药物加重症状的情况 [11]。几乎 85% 的人在 3 年内由于帕金森病晚期而死亡。但是养老院里的大多数居民在生命的最后几年没有得到应有的护理和支持 [12]。

几乎有 40% 的帕金森病患者会在养老院生活，通常得不到标准化护理。此外，很多人在住进养老院之后会发生帕金森病，并且从未被确诊。经常会因残障等致使活动受限 [13]。

一位 78 岁的老年男性在养老院住过几年，其活动仅限于椅子和床。一位神经病科访问医生发现他的晚期帕金森病症状，推荐了左旋多巴。极大改善了老人的运动功能，又能走路了，在不需要帮助的情况下，能够离开养老院去购物。作为标准认知测试的一部分，患者写了一个短句（图 7–2）。他写道“我的生活重新充满阳光”。

即使是新诊断的患者得到的护理也很有限。Allison Wilis 博士在宾夕法尼亚大学和她的同事研究近期被诊断为帕金森病的 130 000 名医保受益人的医疗记录[14]。发现只有 58% 的人在 4 年之内就诊于神经科医生[15]。未就诊的人中有 16% 发生髋关节骨折，27% 在养老院，28% 过早的死亡[16]。

美国的人均医疗支出比其他任何国家都多 40% 以上[17]。

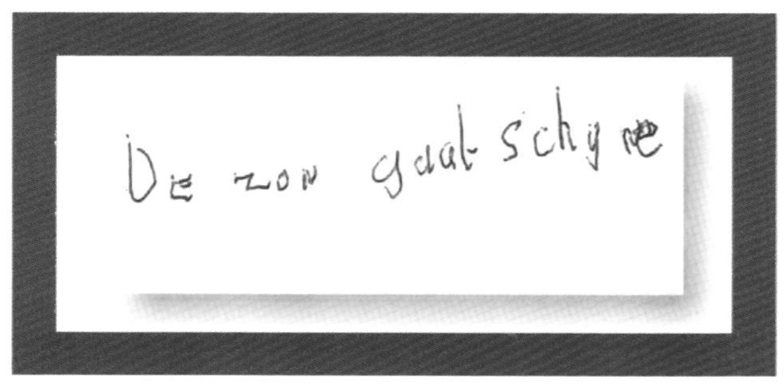

▲ 图 7–2　图片上的文字的意思是“我的生活重新充满阳光”
在接受左旋多巴治疗后，一位荷兰的帕金森病患者所写（由 Bob van Gelder 博士提供）

50% 患有神经系统疾病的老年人都没有就诊于神经科医生，那我们用来支付的钱是什么用途呢？非洲裔美国人，女性和老年帕金森病患者的就诊可能性更低[18]。治疗不均衡的一个例子是，在 8400 名接受脑深部电刺激术的帕金森病患者中，只有 88 名（1%）是非洲裔美国人[19]。

适当的神经专科护理可以改善身体健康并且节省支出。在美国，就诊于神经专科的帕金森病患者住院更少并且医疗花费更低[20]。就诊越多，花费越低。

三、正确认识人数

帕金森病不仅是全球增长速度最快的神经系统疾病，而且是最易致残的疾病之一[21]。帕金森病患者很痛苦，其照料者也是如此。

Bob Dein 博士是位来自佛罗里达的成功的、温文尔雅的病理学家。在 2002 年，他的妻子 Barbara 被诊断为帕金森病。那时他们已经结婚了 32 年。Barbara 感到羞愧的同时还畏惧这个疾病，并告诉丈夫不要告诉任何人，包括他们的儿子。

10 年之后，Barbara 出现幻觉，还有困惑和偏执现象。

她怀疑丈夫会出卖她的秘密并和别的女人在一起。为了不让妻子沮丧，Bob 向医生隐瞒了妻子这一新的精神症状[22]。

疾病使两个人都有负担。在忍受几年疾病的困扰且没有社区的支持后，Bob 看不到希望。在一个特别糟糕的夜晚，妻子开始扔东西并从丈夫的手里夺走药物。Bob 出于愤怒，将一杯水泼到妻子脸上。

他害怕那晚所做的事情。第二天，决定结束自己的生命，他已经做好了详细的自杀计划。将驾船远离墨西哥湾。将两个汽车电池系在脚踝然后跳入水中。

他的妻子那天早上有就诊预约。把她送到后，Bob 进行告别，回到家中，准备开船。但他还是无法离开，因为 Barbara 非常虚弱。最终，他将 Barbara 从医院接回来，但是他做了一个重要决定——要寻求帮助。

他给妻子的神经科医生打电话，医生同意将 Barbara 收入院进行药物调整和密切监督。在住院期间，Barbara 有一次精神症状发作严重，整个医院都封锁了。根据州法律，Barbara 需要到精神医院进行强制监督。她再未回家，并于两年后在一个护理中心去世。法律体系做到了 Bob 自己无法做到的事情——然而这可能挽救饿了他的生命。

超过 3400 万美国人照顾 50 岁以上的成年人；这些成

年人中，几乎一半是神经系统退行性疾病患者，比如帕金森病[23]。照顾者有各种各样的痛苦遭遇。在英国一项关于照护者的研究中，超过 40% 的人（大多数是女性）报道因为照料而使她们自己的健康受损。几乎有一半的照护者的抑郁得分增加，2/3 的照护者认为社交生活受到影响[24]。在美国，照顾其他成年人的老年人比未照料者提前死亡的概率高出 60%。很多人，像 Bob. Dein 博士一样，可能会选择自杀[25]。

在妻子去世之后，Bob 开始为其他帕金森病患者拍照。图 7–3 是他妻子早些时候的照片。Bob 和 Barbara 的故事说明帕金森病可以带来巨大负担。对于必须面对帕金森病患者这样的家庭所表现出来的令人赞叹的责任和义务，我们也应该向他们表达敬意。像 Bob 一样，许多伴侣和照料者承诺照料他们所爱的人。Bob 只是把帕金森病这种折磨最终转变为有意义事情的众多好人之一。Bob 运用照片记录了很多帕金森病患者，以教育并鼓励他人。

帕金森病之所以带来负担的一个原因是患者会经历很多症状。目前我们所知，其累及人数远超于所预计的人数。

Stephanie Hughes（化名），向我们展示了她丈夫 Jack Hughes（化名）帕金森病的进展。她是 3 个孩子的妈妈和

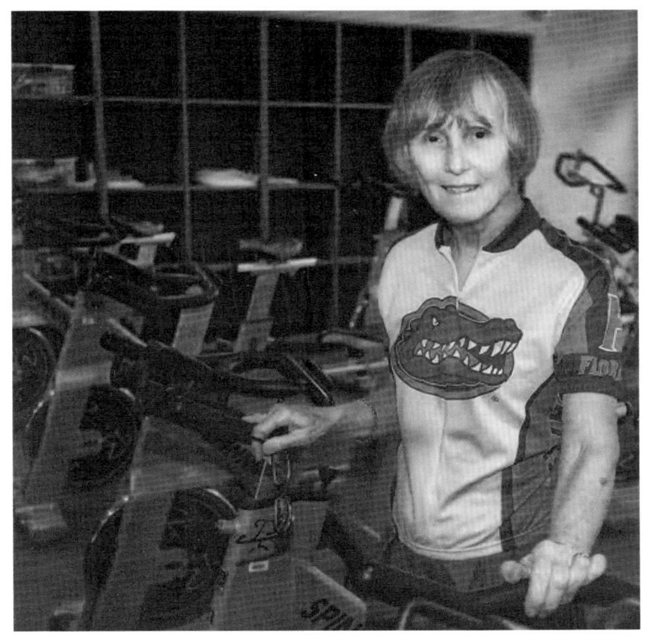

▲ 图 7–3 **Barbara Dein** 的照片

由 Bob Dein 博士提供

两个孩子的祖母。她的丈夫，一位 71 岁的越战退役军人，以前也是杂货铺老板。她们结婚将近 40 年，这对夫妻生活在纽约北部。但在 6 年前，Jack 嘴唇出现震颤，并且经常流口水。

他在越南曾接触过橙剂。“那里到处都是。”他说。在确诊之后，开始服用左旋多巴，起初症状得到了控制。这对夫妻还能继续到全国以及全世界旅行。

但是当疾病开始进展时，Jack 的症状越来越严重。还出现了其他症状，包括膀胱过度活动症，这在帕金森病中很常见。开始只是偶尔出现，后来变为尿失禁（incontinent）。晚上，他要穿成人纸尿裤，但是作用不大。

每天晚上，Stephanie 都铺上两层褥子，一条非常吸水的毛巾，在 Jack 睡觉的地方还会额外铺上一条床单。通常这些是够用的，有些晚上，Jack 将其全都浸湿了。两人都疲惫且沮丧地醒过来。Jack 经常会随时睡着，甚至和朋友或 Stephanie 在谈话时也会睡着。

帕金森病也影响了 Jack 的吞咽功能，体重开始减轻并吃药困难。因此几年前，医生放置了鼻胃管。

很多个清晨，Stephanie 会为 Jack 做煎饼，那是他能吞咽下的少数食物。随着疾病进展，吞咽也越来越难。Stephanie 通过鼻胃管给他额外补充卡路里。尽管尽了最大努力，可他的体重还是不断减轻。

去年，Jack 的认知出现问题。很多时候，他仍能和妻子交谈。最近，尽管还能交谈，但主要是 Stephanie 说话。当就诊医生时，他很安静，无法说出当前月份或总统是谁。

由于他的帕金森病是因为橙剂造成的，通过退役军人健康管理中心，他每天有两小时的家庭护理服务。但是家庭护理服务的一个弊端是，无法总能按照需求帮助患者。

Stephanie 的身体很好，但是有一次她情绪失控。她打电话给孩子们寻求帮助。当询问到她是否觉得目前的生活很难时，Stephanie 回答道："不，在我丈夫退休后，我们有过非常棒的 5 年，前往世界各地旅行，这是别人不曾有的经历"。

四、团队合作

尽管有照料者和神经科医生的帮助，但这是不够的。甚至左旋多巴和其他药物都会有各自的缺点，并不是所有的帕金森病症状对药物都有反应[26]。

帕金森病患者会受益于多学科团队。这一疾病的症状太多，需要 30 个学科的专业人员参与，包括牙科医生、营养师、药剂师和精神病学家。并不是所有患者都需要所有专业的人员，有些专家可能只需要短暂的参与。理想情况下，团队应根据患者的需求而制订计划。

Frans de Wit（化名）是患帕金森病的荷兰水管工。他的经历说明了大多数患者会遇到的一般医疗的局限性。当他在 50 岁被确诊时，开始服用左旋多巴，并且对改善很满意，甚至可以重新工作。

在 7 年治疗之后，Frans 开始偶尔有脚粘在地上的感觉，这在帕金森病中很常见。他起初并未在意。但是当这些发作导致跌倒时，他和妻子 Marijke（化名）开始担心。Frans 手腕骨折后，他的神经医生加大了左旋多巴剂量。症状仅暂时得到缓解。

Frans 的步行问题越来越严重。几乎不出门。因为担心发生意外，甚至在家中也不步行。他的内科医生将他转诊至以前治疗过他下背痛的物理治疗师。他的治疗师对于治疗帕金森病经验有限，但还是让他每周两次进行跑台训练。这一训练对于冻结步态的效果有限，他的活动能力进一步下降。

然后 de Wits 加入"帕金森病咖啡馆（Parkinson Café）"。由荷兰帕金森病协会创立，这些咖啡馆隐藏了支持组织的名字，因为疾病会伴随着污名。在咖啡馆，de Wits 从其他患者和照料者中了解到 ParkinsonNet，由经验丰富的专业人员组织的网络（框 7–1）。

作为网络的一部分，医生，还有物理治疗师、营养学家、社会工作者和性科学家参加大量现场培训，然后继续参加定期的培训课程。患者可以通过网站找到附近的受

框 7–1　什么是 ParkinsonNet？

ParkinsonNet 是一种卫生健康服务的新模式，寻求为帕金森病患者提供最佳的护理服务。由一名物理治疗师和流行病学家 Marten Munneke 博士与一位荷兰神经病学家同时也是本书作者 Bas Bloem 教授共同创立。建立于 2004 年，旨在训练荷兰不同地区的物理治疗师。从那时起，ParkinsonNet 扩展到 70 个区域网络，训练了 3400 名来自于 19 个学科的专业人员。目标是使患者了解疾病，并且可以结识经过培训的帕金森病专家，这些专家通过治疗患者获得了丰富的经验。

通过 ParkinsonNet 的治疗可以带来良好的后果并产生较低的费用。一项研究发现此模式降低了 50% 的髋关节骨折，减少了住院。大量研究发现网络使患者受益[27]。因为 ParkinsonNet 的成功，项目目前已扩展至加州［通过凯撒健康计划和医疗集团（Kaiser Permanente）］、卢森堡和挪威。其他国家很有可能马上加入[28]。

过训练的治疗师。通过网络，患者也形成局部社区，研究者可以根据当地人群设计试验[29]。一个教育性电视节目为ParkinsonTV，为帕金森病患者提供更多信息。可以通过网站访问 www.parkinsontv.org.

经朋友推荐，Frans 就诊于 Trudy Bloem（与 Bas Bloem 没有关系），一位 ParkinsonNet 的物理治疗师。当他一进入到诊所，马上注意到这位治疗师的经验和专业知识的不同。看到有帕金森病患者在运动。一些在跑台上步行，其他人在功率自行车上训练。

Bloem 的方法不太一样。她对于冻结和 Frans 的其他症状很熟悉。她有解决办法。

她测试跟着节拍器的节律行走是否对 Frans 有效。她知道声音提示可以帮助帕金森病患者行走时维持节律并且避免冻结。使 Frans 惊讶的是，这确实有用。找到最佳节律需要一些调整。尽管他的冻结步态并未治愈，但是步行和平衡都改善了。在另一项测试，Frans 跨过地板上的条纹。通过不断提示抬高腿，这些视觉提示也有帮助。

Frans 现在用孙子给他的耳机，听节拍改善步行，尤其是在户外。在室内，他根据 Bloem 的帮助，在重要区域的地板上贴上条纹，例如靠近门口的区域。感觉越来越能自

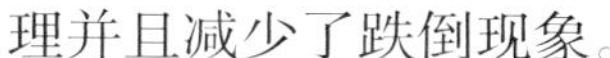
理并且减少了跌倒现象。

五、与社区交流

ParkinsonNet 已经成功培训了很多地区尤其是城市地区的专业人员。但是，世界上很多地方缺乏这种服务的可及性。在乡村地区和低收入国家，通常没有足够的专家。在印度，几乎 1 亿人生活的地区没有神经病学家。在撒哈拉沙漠南部的 23 个国家，每个神经科医生负责超过 500 万人。比如在坦桑尼亚只有 3 个神经科医生服务 5000 万人。在阿拉伯世界，一个神经科医生需要服务 300 000 人[30]。因此，有必要培训新的医生和神经科医生，但这也需要一定的资源和时间。

科技有助于缩小其差距，为了支持初级医生治疗新墨西哥州乡村地区的丙型肝炎患者，在 2011 年创建了一种新的模式：即社区医疗卫生服务延伸项目（ECHO）[31]。通过视频会议，当地医生可以与专家交流。在每周或每月的会议中，他们了解到更多关于疾病的知识，与专家讨论如何为需要更专业化护理的当地患者进行最佳治疗。

ECHO 项目现在覆盖 50 种疾病，从糖尿病到痴呆，延伸到六大洲的21个国家[32]。将帕金森病纳入ECHO项目可以提高神经科医生较少地区的治疗水平和当地有一定经验的临床医生的能力[33]。这一方案还可以纳入其他关键人员，比如护士和治疗师。

六、照料患者

ParkinsonNet和ECHO项目将专业的治疗带进缺乏经验的社区。另外一些内容相似的项目，则是将医疗服务带进家庭。

目前对于帕金森病医疗服务的设计并非糟糕，最好的情况就是：照料者开车带老年人到城区内看病。这种就诊只能使医生观察到复杂且波动症状的表面现象，更会增加人们的身体和情感负担。将这种负担施加在患者身上就意味着最需要治疗的人只能得到最少的帮助。

在20世纪30年代，上门服务使患者得到治疗，占医生出诊的40%[34]。此后，上门服务几乎消失了。在最低点时，不到1%的老年医疗保险患者能够得到这种治疗[35]。幸运的是，现在又重新回归了[36]。

Jori Fleisher博士，一名芝加哥拉什大学的帕金森病专家，和同事正在致力于恢复上门服务。这种服务包括一名专家，社会工作者和护士到访帕金森病患者的家中。在两年内，她们进行了接近三百次上门服务，治疗过85名患者。项目受 Edmond J. Safra Philanthropic 基金会和帕金森病基金会所资助，包括平均年龄为 80 岁的晚期患者[37]。70 分钟的家访包括社会工作者与照料者交谈，护士进行详细的用药回顾，与患者和照料者讨论建立综合的护理计划。大多数家访会调整药物或推荐其他治疗方法，患者和照料者的满意度都很高[38]。

在佛罗里达大学 2011 年也开始了相似的项目，被称为家庭出诊（operation house call）。这一项目受 Smallwood 基金会资助，安排帕金森病研究员（医学培训最后一年的专家）对患者进行家访。很多人生活在乡村地区，缺乏医疗保险（有些太年轻而无法加入老年医疗保险）或者无法负担交通费用。研究员倾听患者，进行检查，为改善健康水平提供建议。因此，患者的症状改善了，住院次数降低了[39]。

在养老院帮助 John Harlan 的类似视频会议也可以在家中进行。人们喜欢在家附近接受治疗[40]。这样就节省了等待、停车和开车时间，这些对于帕金森病患者来说是有难度的[41]。平均来看，每次家访可以节省人们 3 小时的时间和 100 公里的通勤[42]。有些患者认为家访比传统的就诊能有更多交流[43]。

帕金森病远程医疗起源于 1992 年的堪萨斯州[44]。一位创新性的神经科学家想联系远在堪萨斯州乡村的患者，她意识到医疗的不平等。大多数在堪萨斯州的人住的离专科医生很远。因此当时在堪萨斯大学工作的 Jean Hubble 博士提出了解决方法。她运用一项新技术名为视频会议来跨州联系卫星诊所（satellite clinics）。这样不需要患者通勤几百英里就能见到医生了。

Hubble 不确定患者会作何反应。她不确定患者在摄像头前是否会感到不自在，不确定患者是否会觉得他真的在就诊，不确定患者是否想要触诊。但是患者喜欢远程医疗，并且一致认为视频会议提高了治疗质量[45]。从那之后，帕金森病远程医疗得到广泛接受和应用[46]。

未来的治疗能够通过智能手机远程就诊专家，通过腕带传感器监控症状。这些技术可以在自然环境中监测患者反应。近期研究表明，在适度的指导下，老年人愿意使用这类传感器[47]。除此之外，这些方法可以监测到用肉眼无法分辨的细微变化[48]。

在未来，技术能够允许我们与未确诊与未接受治疗的人交流。智能手机的软件甚至能够帮助诊断。人们可以运用软件或智能手表来监测运动以确认是否患帕金森病。他们也可以用相同的软件看病，医生可以进行检查并提供治疗[49]。

这类软件对于中等或低收入国家会特别有用。在像中国或印度这样的国家，医生相对很少但是智能手机很多。已经有像评估脑卒中的软件在印度乡村开始应用[50]。运用手机、手表或其他智能设备就可以通知帕金森病患者或联系他们，未来这种现象或许离我们并不遥远[51]。

七、消除医疗服务的经济障碍

考虑到这些有效的模式，为什么仍有很多帕金森病患者无法得到适宜的治疗？在美国，一部分原因是，老年医保政策（medicare）。

创立于 1965 年，为全国 65 岁及以上老人提供全民医疗保险计划是 20 世纪伟大的政策成就之一。在建立保险计划的时候，只有一半的老年人拥有医疗资源[52]。现在，几乎全部都有——65 岁以上人口的寿命也增加了[53]。

但自老年医保实施的 50 多年以来，其政策并没有跟上转移性医疗问题。当全民医疗保险项目启动后，针对的重大健康问题是急性病，如心脏病发作或中风。而老年医保政策受益人需要解决的并不是急性病，主要是慢性病如帕金森病。因为帕金森病的发病率随年龄而增加，大多数患者都购买了医疗保险却未受益。这是项目的不足之处[54]。

大多数老年人都希望尽可能长时间的生活在家中或社区[55]。目前，88%的帕金森病支出都在医院或养老院[56]。这是因为老年医保政策的财政激励措施将患者从家和社区中带到昂贵的机构中[57]。例如，老年医保政策在社区中的报销较少。帕金森病患者在社区随访就诊只能报销100美元。但同样的就诊在医院进行，则报销费用翻了一番——200美元[58]。

糟糕的是，老年医保政策还在报销很多都是可预防的疾病并发症，如，帕金森病患者摔倒并发髋关节骨折，老年医保政策可以报销大约25 000美元的手术费和护理费[59]。25 000美元中，80%花费于医院或出院后的护理机构。令人惊讶的是，帕金森病医院中的护理有时是不安全的[60]。患者会有延迟治疗、用药错误、制动时间过长、住院时间长和高死亡率[61]。

医疗保险公司需要支付给帕金森病患者臀部骨折的费

用为 25 000 美元，这个价格是神经科医生到访指导患者改善平衡和整体功能的价格的 100～200 倍 [62]。这种情况原本可以避免。简而言之，老年医疗保险较少覆盖预防性治疗而较多覆盖并发症。其他国家的情况也类似。在英国，国家卫生服务机构会为帕金森病患者摔倒后急诊入院支付约 2900 万英镑，而对于预防膀胱感染支付 300 万英磅 [63]。

毫不奇怪，帕金森病患者经常跌倒。超过 60% 的人至少跌倒过一次。几乎有 40% 的人重复跌倒。后一组人中，平均每年跌倒 20 次 [64]。通常摔倒会导致骨折，帕金森病患者跌倒的风险是同龄人的 2～4 倍 [65]。而像太极拳等可以预防跌倒的课程，并不被老年保险所覆盖 [66]。

除了会导致疼痛和活动受限，跌倒带来的经济花费也是惊人的。一项研究估算医疗花费——主要是保险公司——每年花费 500 亿美元 [67]。其中，380 亿美元（比国家卫生研究所的全部研究预算还多）是由纳税人支付 [68]。

在长期护理机构，比如养老院，25% 的老年保险受益人有帕金森病 [69]。医疗补助机构（medicaid），是养老院最大的支付人，每人每年要在这类护理上花费 80 000 美元 [70]。这些资源可以变为花费更少的家庭护理；然而医疗补助制度只在个别情况下覆盖，比如从医院出院后。本质上，老年医疗保险和其他公共资助在患者希望避免的项目上覆盖最广，花费最多，而在患者和其照料者需要的服务方面支付最少。因此，给患者和家庭造成了痛苦。

远程医疗可以节省老年医保支出并且提供更好的治疗——如果老年医保可以覆盖的话。退伍军人健康管理中心已经开始接受虚拟就诊[71]。全国的退伍军人都可以接受帕金森病专家甚至心理专家的诊治[72]。然而，在“医疗卫生专业人才短缺地区”老年医保对于临床环境中（例如医院）远程医疗的覆盖有限，通常在乡村地区。在家中的远程医疗尚未被医保覆盖[73]。在2016年，老年医保在远程医疗上支出很少，少于3000万美元，或不到6000亿美元的0.01%[74]。

与很多国家不同，美国幸运拥有足够多的神经科医生来治疗帕金森病患者（图7–4）[75]。可以有更多患者能与他们交流。

老年医保政策需要改革以提高治疗和降低花费。目前，美国医师协会创立了一个委员会以帮助设定报销率[76]。这一过程并不是开放、民主的。会议一般是封闭的，成员一般没有任期限制，过程是保密的，会议记录近期才公布[77]。

委员会只包括医生，他们不关心老年医保政策的受益人而是自己的专业[78]。其结果是，相对少数的群体如整形

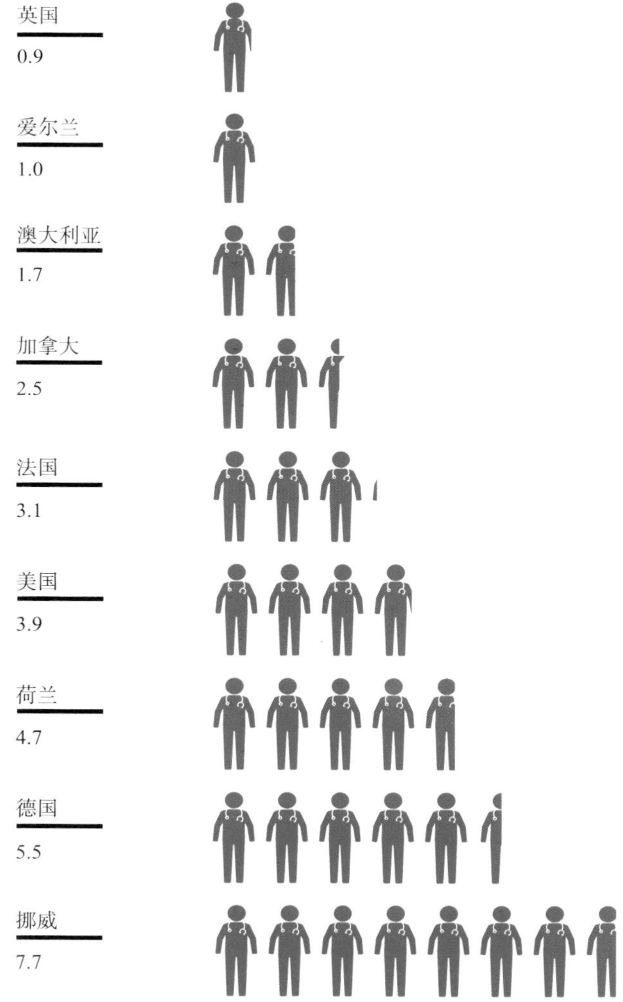

▲ 图 7-4 不同国家中每 **100 000** 人拥有的神经科医生数量 [80]

外科医生与相对多数群体如家庭医生的话语权相当[79]。家庭医生倾向于为患者做事，委员会里的医生则倾向于治疗患者。因此，委员会倾向于给那些执行手术的人更高的覆盖率。提供护理的家庭医生成了失败者[81]。例如，老年保险政策更多的会为帕金森病患者的不必要的影像检查支付，而较少支付疾病四年的护理费用[82]。

委员会应该包括患者，就跟建议 FDA 批准药物和医疗设备一样[83]。很多患者在过去 50 年为老年医疗保险支付税收。很多情况下，与内在有利益冲突的医生相比这些人更适合决定他们需要什么样的服务以及决定什么才是最适合他们的治疗[84]。在 Richard Nixon 总统作报告提出建议后，患者在 FDA 咨询委员会中获得了发言权[85]。老年医保政策早就该迈出这一步了。

（于　鑫　席家宁　译）

第 8 章　希望就在眼前：新疗法的前景

Hope on The Horizon: The Promise of New Treatments

新研究即是新希望。

——Michael J. Fox

帕金森病的治疗进展缓慢。在过去的二十年间，美国食品药品管理局（FDA）已经批准了大约 12 种治疗帕金森病的新药（表 8–1）[1]。然而，几乎所有新增的药物都只是现有疗法的增量升级。其中三种新药只是多巴胺前体——左旋多巴的不同制剂 [2]。其他一些新药物是治疗左旋多巴引起的不自主运动。另外一些药物可以减少长期服用后出现的症状波动——左旋多巴疗效时好时坏。

21 世纪以来，美国市场上只有两种新药上市，它们是采用不同方法来治疗疾病的。然而，这两种药物都只治疗影响一部分个体的症状：治疗幻觉的匹莫范色林（Nuplazid）

表 8–1　FDA 批准的帕金森病新药，1999—2018[14]

年	药　物	适应证	新型药物
2018	吸入式左旋多巴（Inbrija）	使用左旋多巴后出现症状波动[3]	
2017	金刚烷胺（Gocovri）	由于左旋多巴出现的不自主运动[4]	
2017	沙非酰胺（Xadago）	辅助左旋多巴治疗症状波动[5]	
2016	匹莫范色林（Nuplazid）	与帕金森病有关的幻觉和妄想[6]	√
2015	卡比多巴 / 左旋多巴肠内混悬剂（Duopa）	治疗晚期帕金森病患者的运动波动[7]	
2015	卡比多巴 / 左旋多巴长效释放剂（Rytary）	治疗帕金森病[8]	
2014	屈昔多巴（Northera）	站立时头昏眼花[9]	√
2007	酒石酸卡巴拉汀（艾斯能）	与帕金森病有关的痴呆[10]	
2007	罗替戈汀（优普洛）	治疗帕金森病[11]	
2004	阿扑吗啡（Apokyn）	治疗晚期帕金森病患者的运动波动[12]	
1999	恩他卡朋（珂丹）	辅助左旋多巴治疗症状波动[13]	

在此期间，现有药物的其他剂型也已批准

和治疗头昏眼花的屈昔多巴（Northera）。幸运的是，除了可能的基因靶向治疗以外，创新的手术、可能的免疫治疗和其他新疗法正在出现。

一、脑深部电刺激术的潜力

Frida Falcon，一位 50 多岁成功的秘鲁雕塑家，在和她的丈夫 Marcus，一个跨国商人，享受着美好的生活，当他们谈到疾病的时候，“帕金森先生”敲门而至。疾病逐渐控制了弗里达，她的动作不再自如，也不再有艺术感。虽然药物治疗有帮助，也只是暂时的。当左旋多巴开始起效时，她的震颤就会消失。但随着时间的推移，需要每小时服药一次。

然后，她出现了新的、更使人丧失能力的动作。这些扭动的动作使她不能进行雕塑，甚至不能安静地坐着。她服用的左旋多巴越多，扭动就越严重。当她减少服药量，就变得僵硬，行动也慢了。

Falcon 幸运的是有足够的资源可以飞遍世界各地，与不同的医生见面。最终，他们决定在本书作者之一 Michael Okun 博士和他的同事 Kelly Foote 博士的指导和照料下，在佛罗里达大学进行脑深部电刺激术。在这 4 小时的手术过程中，需要患者保持清醒，将会产生电脉冲的电线植入大脑。在她的头部植入金属物显然对弗里达没有吸引力，但对特定人群来说，手术可以减少左旋多巴引起的不自主运动，减轻帕金森的症状及提高生活质量[15]。

一百多年前，手术作为帕金森病的治疗方法首次出现[16]。医生偶尔发现在特定位置的中风或脑部肿瘤（部分连接到产生多巴胺的细胞所在的黑质的方法）可以缓解帕金森的症状。根据这些观察，外科医生在20世纪30年代和40年代开始破坏（通常通过电流烧灼）大脑的特定区域试图减轻震颤。毫不奇怪，小小的错误会产生深远的影响。即使偏离目标一两毫米，也会导致视力丧失、语言障碍或瘫痪。当外科医生击中靶点时，患者的震颤会神奇地消失。随着20世纪60年代安全有效的左旋多巴的出现，这种高风险的帕金森手术很快就淡出人们的视线了[17]。

20世纪70年代，当约翰·霍普金斯大学的天才研究员Mahlon DeLong博士开始绘制与帕金森病有关的重要脑环路时，人们开始重新对外科手术产生了兴趣。DeLong创建了一个大脑环路模型，显示黑质和大脑其他部分之间的连接。

DeLong明确了负责运动的大脑区域，如哪些大脑环路负责视觉和言语。有了这个运动网络的模型，DeLong和其他科学家就可以预测黑质神经细胞缺失会发生什么。这种神经细胞缺失会减少它的输出，并影响大脑环路的其他部分可能会变得抑制活动或过度活跃[18]。这些区域可以成为手术治疗的靶点，通常会减少过度活跃区域的输出。

有了 DeLong 的脑环路图，外科医生就可以解释为什么早期的手术会通抑制某些特定靶点起作用，也可以推测为什么其他的手术不能。迎接更精细手术方法的时代来到了。1987 年，法国格勒诺布尔的 Alim Benabid 博士提出了一种方法。他建议使用电流来改变神经中枢的输出，而不是破坏神经中枢。这种方法被称为脑深部电刺激术[19]。

这种新的手术使用一根小的导电线来刺激大脑的靶点区域。电线与放置在患者胸部皮肤下的电池相连，就像心脏起搏器一样。然后，电池供电的电线可以提供电流，改变靶点区域的神经细胞活动。这种刺激实际上会减少或阻碍靶点的输出[20]。

但是，这种刺激可以根据患者的症状进行调整，而不是像早期手术那样不可逆地破坏神经细胞。和电视机一样，刺激器也可以通过无线遥控设备进行调控。临床上，当患者的刺激器第一次开机时，结果是戏剧性的。震颤消失了，僵硬消失了，行走正常了，隐藏的微笑又出现了。

随着时间的推移，帕金森病病情逐渐进展，对脑深部刺激器的调控是必需的。不幸的是，过了足够长的时间，这些神奇的疗效会逐渐消失。不过，已故的英国神经学家、运动障碍领域的创始人之一 David Marsden 博士称，脑深部电刺激术是帕金森病的两大奇迹之一（左旋多巴是另一奇迹）。

大量的研究已经证明了手术的好处，这已经成为世界许多地区帕金森标准治疗的一部分[21]。手术是有风险的，包括出血、感染、电极放置不当以及非常罕见的死亡。到目前为止，全世界已经有超过20万名患者接受了这种手术，其中包括 Frida Falcon。

对 Frida 来说，手术是成功的。她可以重新开始雕刻了，并开玩笑说她已经和"帕金森先生"离婚了。她的运动和生活质量的改善不是永久的，但可以持续 5～10 年[22]。她是众多幸运儿之一。

世界上大多数地方的许多人无法获得这些昂贵的手术技术，即使在美国也是如此。1997 年，FDA 批准了当药物不能很好控制帕金森病时可以进行手术治疗[23]。脑深部电刺激术的费用约为 6.5 万美元，一般由保险和医疗保险支付。但是，这种手术主要在大型的医疗中心进行——在美国和其他高收入国家——这常常使生活在农村地区的人处于不利的地位[24]。那些可以接受手术的人通常每隔几个月就要回去调整他们的刺激参数。医生们重新编排刺激参数——几乎就像改变电视频道一样——以找到最能缓解患者症状的设置。

新的技术进步使医生能够远程进行程控，不需要患者去医疗中心。中国的医生已经通过视频会议给患者进行调控。医生在许多可能的设置中循环尝试，直到神经科医生和患者找到一个最佳的设置，例如，帮助减少震颤的同时避免过度刺激的不良反应。

未来，患者将能够佩戴手表或传感器来监控他们的动作。传感器的数据将自动发送给临床医生，他们可以根据这些信息来调整药物或刺激参数。这些信息甚至可以完全绕过医生。就像胰岛素泵的葡萄糖传感器一样，数据可以直接引导刺激器进行最佳设置。现在已经开始了这项技术的研究，Okun 和犹他州大学的 Christopher Butson 博士一直在与美国国立卫生研究院合作，以实现对帕金森病设备的居家调控[25]。

更高级的刺激器也即将问世，它们将能够预测震颤，而不是震颤后做出反应。斯坦福大学的 Helen Bronte Stewart 博士和牛津大学的 Peter Brown 博士现在不仅使用金属丝电极发送电脉冲，还可以感知大脑自然节律的异常。这些信号可以预测震颤的发作，或者可以识别出一个人的行走即将被冻结发作打断。在两项概念验证研究中，Bronte Stewart 和她的同事证明了这一点。这种对患者自身信号做出反应的适应性脑深部刺激，可以减少震颤，改善步行能力[26]。这样症状就可以在出现之前就得到预防。

二、轻轻一按开关就激活细胞

新兴的光遗传学领域为帕金森病的研究提供了更多的前景。正如名字所暗示的那样，其想法是利用光（“opto”）激活特定的基因和它们所编码的蛋白质。这项工作还处于非常早期的阶段，而且只在动物身上进行过实验，但是这种方法非常引人注目[27]。

它的工作原理如下，用一种病毒将特定的基因插入大脑的神经细胞中。这些基因中最重要的作用是让机体制造一种蛋白质，这种蛋白质对光反应后会发挥作用。20 世纪 70 年代，研究人员在最小的生物体中发现了这种独特的光激活蛋白[28]。这种小型生物生活在非常咸的环境中，比如死海。最引人注目的是，与几乎所有的生物体不同，这些生物不需要糖作为能量。它们可以使用光来替代[29]。

目前在人脑内部安装一盏灯还不可行。然而，科学家可以利用光来研究患有帕金森病的动物大脑中的德隆环路模型[30]。一个光纤光源要么安装在颅骨上，要么放置在大脑深处。打开光时，细胞中蛋白质的活动被激活。打开光就激活了蛋白质。关闭光就会抑制蛋白质。

被光激活或抑制的蛋白质控制着神经细胞的活动或电刺激信号。光可以激活或这些感光细胞。科学家们可以看到大脑中负责运动、说话或思考的环路中发生了什么[31]。他们可以仅仅用光测试激活大脑中的特定神经中枢是否会改善或恶化帕金森病小鼠模型的步态。本质上，他们可以不用手术就尝试模拟脑深部电刺激的效果。

斯坦福大学的研究人员利用光研究了帕金森病动物模型中不同神经细胞的功能。含有光敏蛋白的神经细胞的激活或抑制由研究人员自行决定。他们发现，光可以加重或改善小鼠的帕金森症状，这取决于光线激活的是哪种细胞[32]。例如，用光照射某些神经细胞会“诱发帕金森状态”——小鼠的动作和行走速度减慢[33]。相比之下，用光激活产生多巴胺的神经细胞，就“完全拯救”了那些出现帕金森症状的动物[34]。从本质上说，光能够恢复患有帕金森病动物的功能，而不是像左旋多巴这样的药物或脑深部电刺激这样的手术。

在短期内，光可以帮助我们了解神经细胞是如何控制运动的。从长远来看，我们希望利用光或光基因启发的疗法进行手术治疗，以减轻帕金森病的症状。

三、靶向基因治疗潜在的病因

2008 年，Patti Meese，一位充满活力的 56 岁人力资源主管，开始出现步履蹒跚及弯腰姿势，当她被诊断为帕金森病时，说："太糟糕了。"确诊后就进入了后来描述为的"极度抑郁"期。逐渐自我孤立，现在她说这是患帕金森病以来病最难过的一段时间。

但 Patti Meese 不会让任何事情压倒。她从抑郁中恢复后，开始做水中有氧运动，每天固定骑自行车 2 小时。不久，她就参加了亚利桑那州最大的自行车赛事——E1 图森巡回赛。为了筹集资金和提高知名度，她组建了自己的竞赛小组，名为"狐狸高跟鞋队"，穿着 6 英寸的高跟鞋完成了 10 英里的骑行（图 8-1）。还开始志愿参加每一项她能参加的研究。据统计，在确诊后的十年间，参加了一百多项。

从其中一项研究中，她了解到，像谷歌的联合创始人 Sergey Brin 一样，她的 *LRRK2* 基因也发生了突变，这种突变会使患帕金森病的风险增加 20%，甚至更多[35]。*LRRK2* 基因的突变会增加 *LRRK2* 蛋白的活性[36]。研究人员正在开发新的疗法来减少其活性。

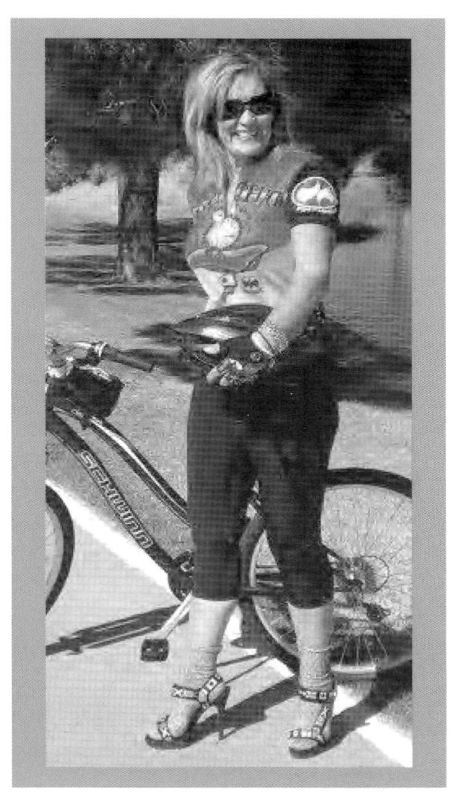

▲ 图 8-1　**Patti Meese** 穿着 **6** 英寸的高跟鞋参加 **2011** 年在亚利桑那州图森市举行的 **E1** 图森巡回赛（由 **Patti Meese** 提供）

在对一种此类药物的早期研究中，一家硅谷生物技术公司 Denali therapeutics 研究人员发现，这种药物在健康志愿者中是安全的，耐受性也很好。在大脑周围脑脊液里发现了高浓度的药物，这表明药物能够到达它想要到达的地方 [37]。下一步是在帕金森病患者身上测试这种药物，以确保它的安全性，这一项工作目前正在进行中 [38]。

Denali 公司并不是唯一寻求治疗 *LRRK2* 的。包括 Biogen、Cerevel therapeutics、GlaxoSmithkline 和 Merck 在内的多家公司都已研制出针对 *LRRK2* 的药物 [39]。对于 1%～2% 由于 *LRRK2* 基因突变导致的帕金森病患者，这种药物可以延缓疾病的发展 [40]。对于那些携带基因突变但没有帕金森症状的人来说，希望基因靶向治疗方法能够延迟甚至预防疾病的发生。最近的研究表明，即使没有 *LRRK2* 突变，*LRRK2* 蛋白在帕金森个体中也存在异常的活性 [41]。因此，这些药物如果有效的话，可能对许多帕金森病患者有益 [42]。

Patti Meese 希望参与即将进行的 *LRRK2* 靶向治疗的临床试验。她将继续为进一步的科学研究提供帮助，她说："这样人们就再也不会听到那几个可怕的字眼，'你得了帕金森病'。"

LRRK2 并不是新疗法的唯一基因靶点。2004 年，美国国立卫生研究院的研究人员发现，一种名为 *GBA* 的基因存在突变，5%～10% 的帕金森病患者都存在这种突变[43]。那些年轻发病患者更可能携带这种基因突变[44]。这种突变是如何导致帕金森病的，目前还在研究中[45]。但是，*GBA* 基因中的这些突变或变化会降低一种蛋白质的活性。这种蛋白质负责帮助分解 α- 突触核蛋白和在一部分细胞中的其他蛋白质，类似垃圾焚烧炉的作用。由 *GBA* 基因控制的蛋白质活性越低，分解作用就越差。在这种情况下，更多的 α- 突触核蛋白“垃圾袋”会在细胞中积累。事实上，在 *GBA* 突变个体的黑质中发现了路易体小体，即含有 α- 突触核蛋白的垃圾袋[46]。

基因靶向疗法的主要投资者是世界领先的风险投资家之一，并且其个人也曾获益于技术进步。2017 年，当 Jonathan Silverstein 第六次登上《福布斯》杂志的全球最佳创投人“迈达斯名单”时，他注意到自己的左腿有些颤抖，那时他 49 岁。随后被诊断为帕金森病，归因于 *GBA* 基因突变[47]。

起初，Silverstein 不愿公开他的病情。他说：“没有人想被认为是一个患者……每个人都想成为赢得橄榄球超级碗的四分卫。”但他意识到，他有资源来加速寻找治愈方法。他说：“我知道我可以让人们关注（帕金森病）。”

鉴于他在生物技术和医疗设备领域杰出的风险投资工作，Silverstein 认为他完全有能力来帮助推进研究帕金森病的新疗法。他和他的公司所支持的公司已经获得 FDA 批准的超 80 台设备、诊断方法及各种各样的治疗方法。

开始时，Silverstein 寄了 1000 封信件给资助人、药物开发商和科学家，询问他们 *GBA* 基因突变导致的帕金森病在研究和治疗方面最有希望的领域是什么。收到的回复中有很多想法。鉴于他在 CNBC、福布斯和许多其他媒体上的高调亮相，Silverstein 也收到了不请自来的信件[48]。其中一封来自俄亥俄州一名 *GBA* 相关帕金森病患者，他寄来了一张 18 美元的支票[49]。

在帕金森病研究方面领军人物的指导下，Silverstein 和妻子一起为 *GBA* 相关帕金森病创建了西尔弗斯坦基金会。该组织的目标是让人们了解这种疾病（大多数因 *GBA* 基因突变而患上帕金森的人并不清楚病因），并开发新的方法来治疗帕金森病和预防那些携带这种基因突变的人患上该病[50]。“如果我不做，”Silverstein 说，“谁做呢？”[51]第一年，该基金会和合作伙伴成立了生物技术公司 Prevai

Therapeutics，该公司已经筹集了 1.29 亿美元用于基因疗法的研发 [52]。2018 年，Silverstein 第七次入选“迈达斯名单”。

针对 *GBA* 的临床治疗试验最近开始了，首批接受评估的药物之一是 Ambroxol [53]。它可以改善因帕金森病患者 *GBA* 基因突变的蛋白质功能。

2017 年，生物技术公司赛诺菲基因酶对另一种治疗帕金森病 *GBA* 基因突变相关帕金森病的药物进行了临床试验 [54]。其目的是用来降低一种脂肪物质的水平，这种脂肪物质是由于 *GBA* 基因突变而积累起来的 [55]。这项研究正寻求招募 243 名参与者，预计将在 2022 年结束 [56]。Prevail Therapeutivs 有望在 2019 年进行 4 种药物的临床试验。

针对这些基因突变的治疗，标志着帕金森病个性化治疗时代的开始，这是一次姗姗来迟的进步。帕金森基金会正在为下一步的个体化治疗做准备。帕金森基金会是由两家基金会合并成立于 2016 年，旨在改善护理、推进治愈方法的研究 [57]。2018 年，帕金森基金会发起了“PD 基因比率：描绘出帕金森病未来”的活动，为多达 1.5 万名帕金森病患者提供基因检测和遗传咨询 [58]。虽然基因疗法还没有出现，但是关于什么是或不是导致一个人患帕金森病的基因信息是有用的。在适度支持下，人们可以了解更多关于他们的预后——遗传基因导致的帕金森病有不同的进展速度。基因检测还为参与某些研究打开了大门，如果愿意的话，还可以让家人了解他们自身的风险[59]。

四、增强免疫力对抗帕金森病

免疫，我们用来对抗传染病相同的工具，目前人们正在检验其能否成为一种治疗帕金森病的方法（框 8–1）。当我们感染了一种病毒，如水痘或流感，免疫系统就会产生抗体消灭它。我们的免疫系统也会对外源性蛋白做出反应。这对于帕金森病来说是很便利的，因为导致这种疾病的主要因素 α- 突触核蛋白的错误折叠形式可能是目标。不幸的是，由于不确定的原因，人类的免疫系统无法清除这种错误折叠的蛋白质。科学家们现在正在试验各种方法，为患有这种疾病的人接种疫苗，这样错误折叠的蛋白质就会被清除，或者至少不会传播。

在研发脊髓灰质炎疫苗以促使人体自身免疫系统产生抗体之前，匹兹堡大学的 William Hammon 博士有不同的想法。

框 8–1　什么是免疫？

当我们的免疫系统与外来病毒、细菌或蛋白质接触时，它就会产生对抗它们的抗体。这些抗体（对抗感染产生的蛋白质）留下来或保护起来，准备在病原体再次出现时发动猛攻。有了疫苗，我们可以通过引入弱化或死亡的特定细菌、病毒或蛋白质来触发这一保护过程。然后，如果我们随后接触到真正的病原体，我们的抗体就会发挥作用，消灭入侵者，使我们免于生病。在另一种免疫形式中，我们可以将抗病抗体从一个人传给另一个人，以对抗感染。

他想给个体注射已有的脊髓灰质炎抗体，看看是否能预防以后的感染。Hammon 首先从已经自行痊愈的脊髓灰质炎感染者身上获得了抗体。然后将这些个性化抗体注射到没有得病的儿童身上。这些孩子得到了一定的好处——他们中患小儿麻痹症的比那些没有接种的孩子少。然而，Hammon 知道这种方法有其局限性[60]。抗体供应不足，不能对整个社区进行免疫。另一个问题是，这种效果会减弱，需要反复注射。当 Jonas Salk 和 Albert Sabin 研制出有效疫苗后，Hammon 的疗法就失宠了[61]。

2018 年 10 月，研究人员尝试了 Hammon 的方法来治疗帕金森病[62]。他们每个月给 80 个人注射 3 次抗体，这种抗体针对的是 α- 突触核蛋白错误折叠形式。这些抗体确实降低了血液和大脑脑脊液这些重要地方的错误折叠的 α- 突触核蛋白水平。许多公司正在研究这种方法治疗帕金森病[63]。虽然前景很好，但仍需要更多的研究[64]。与脊髓灰质炎一样，针对这些畸形的 α- 突触核蛋白的疫苗有令人兴奋的前景。

疫苗研究最近已经开始。2017 年，一家名为 AFFiRiS 的奥地利生物技术公司宣布，在对 36 名帕金森病患者进行的早期研究中，该公司的疫苗没有造成严重的安全问题，而且耐受性良好[65]。疫苗还导致大约一半的参与者产生了对抗 α- 突触核蛋白的抗体。但是，他们的抗体水平随着时间的推移而下降，需要随后的增强抗体接种[66]。这些结果是令人鼓舞的，但还有更多的工作要做，包括证明疫苗减轻了该病患者的症状。

五、让所有人都能接触到新疗法

在美国，处方药只占帕金森病医疗支出的 5%，而所有疾病的医疗支出占 14% [67]。这在很大程度上是因为左旋多巴是一种仿制药，与大多数药物相比便宜。正如一些患者发现的那样，新的治疗方法要昂贵得多。

4 年前，70 岁的建筑师 Karen Blair（化名）被诊断出患有帕金森病，她的神经科医生给她开了一种叫雷沙吉兰（商品名 Azilect）的药，这种药可以轻微地改善帕金森病的症状 [68]。在实验室的动物身上进行的研究表明，与左旋多巴不同，该药物还能减缓疾病的进展 [69]。然而，在缺乏可靠的方法来预测疾病进展的情况下，要证明这种作用在人类身上是非常困难的 [70]。尽管如此，布莱尔还是渴望开始使用这种药物。当她这么做的时候，她吓了一跳。

尽管有处方药的医疗保险，Blair 每月的药费为 600 美元。她能负担得起这样的开销，她还有这种想法，就是愿意服用一些可以减缓病情的药物。但这些开销正在消耗她的退休金。她服药后并没有感觉好多少，所以停药了。她这么做的同时，Blair 也加入了因为药物太贵而放弃药物的 4500 万美国人行列 [71]。

可以肯定的是，开发安全有效的药物需要巨额投资。塔夫斯药物开发研究中心及其合作者估计，一种新疗法的研发成本高达 26 亿美元 [72]。其他成本估计要低一些，但也差不多[73]。不管确切的数字是多少，药物开发是一个有风险的行业。高达 90% 的药物在实验动物身上显示出疗效，但在人体上进行测试都失败了[74]。

一些药物具有巨大的健康和经济价值。HIV 药物将这种感染从死刑转变为一种可控制的疾病。我们知道，药物可以治愈传染病，甚至一些癌症。在没有其他治疗方法的情况下，很多药物都证明了它们高昂的价格是合理的。问题是，在美国，许多药物都无法证明价格的合理性。相反，定价是基于制药公司在一个非常不完善的市场上可以收取的费用制订的[75]。当他们的价格是天文数字时——无论合理与否——医疗保险和其他保险公司都无法承担足够的费用。

2019 年结束了医疗保险的“甜甜圈洞”（是指很多医疗保险针对处方药所提供的补贴覆盖不到的部分），该项目将医疗保险覆盖到一些昂贵药物将帮助一些人[76]。真正的解决方案是全民健康保险加上患者支付的总费用上限。如果某人生病了，有一种非常有效的疗法，像美国这样富裕的国家是能够负担得起的。

对于那些有望带来巨大利益的高价疗法，新的模式正在出现。例如，其中一项要求保险公司只在药物有效的情况下支付费用（如一种疗法治愈了癌症）[77]。帕金森病的高效治疗每年应减少估计 250 亿美元的医护费用，主要是医疗保险。当然，如果能治愈将消除此类医护支出。

为了降低总体药品支出，医疗保险（由纳税人支付）可以利用其购买力来协商较低的价格，尤其是那些价格高但价值不大的药品 [78]。此外，一旦药品专利到期，应允许仿制药快速进入市场，不能容忍拖延进入市场的反竞争行为 [79]。所有这些方法都有其局限性，但是还需要新想法和更多工作来确保未来有效的帕金森病治疗方法能帮到每个人。

六、扩大左旋多巴覆盖范围

即使是目前便宜的药物——仿制药左旋多巴每月只需 11 美元——对大多数患者来说也是遥不可及的 [80]。主要原因是并非所有国家都有这种药物。世界卫生组织 2004 年的一份报告发现，40% 的国家无法获得左旋多巴，而左旋多巴仍是帕金森病的金标准疗法 [81]。不足为奇的是，不同国家的收入不同，获取的途径也不同。84% 的高收入国家可获得左旋多巴，而只有 17% 的低收入国家可获得。

世界卫生组织将左旋多巴列入其“基本药物”清单[82]。该清单旨在帮助各国及其卫生部门优先考虑购买的药品[83]。然而，许多国家还没有优先购买左旋多巴。

在一些国家，由于获得治疗帕金森病药物的局限性，人们只能利用左旋多巴的替代来源。事实证明，一种叫作刺毛黧豆的豆类植物是多巴胺前体的极佳来源。这种植物（图 8–2）生长在许多热带和亚热带地区，这些地区的药物

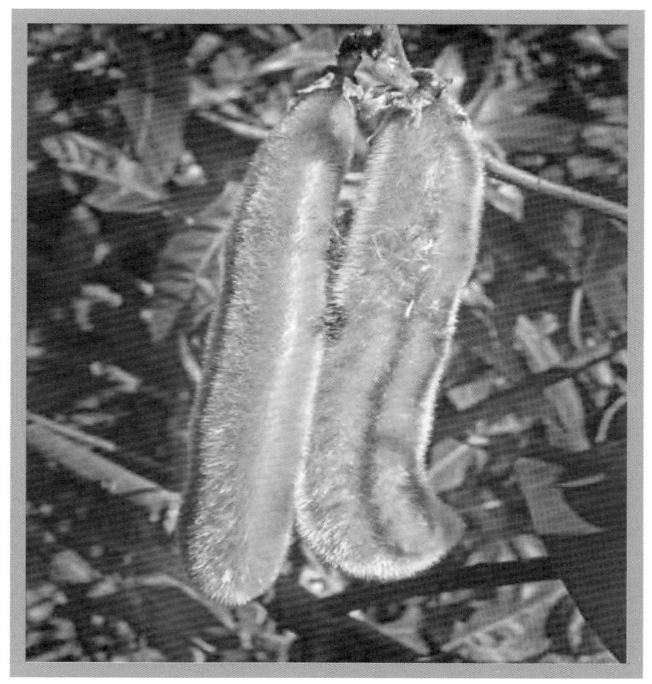

▲ 图 8–2 刺毛黧豆，天鹅绒豆植物的照片

供应有限。在印度等一些国家，它被用作治疗帕金森病的药物[84]。临床试验表明，刺毛黧豆可与左旋多巴的药物制剂具有相当的疗效[85]。但是，这种植物并不是在需要左旋多巴的地方都能得到。在美国也可以买到非处方药，但剂量和配方有很大的不同。此外，单用左旋多巴会引起恶心和其他不良反应。在大多数药物配方中，左旋多巴与另一种药物联合使用以减少这些不良反应。在该药发展50年后，我们需要确保神奇的左旋多巴对所有人都有效。

（房进平　刘爱贤　译）

第9章　责任：政策及研究基金的支持

Taking Charge: The Policies and Research Funding We Need

当我们对重要的事漠不关心时生活就会停滞不前。

——Martin Luther King Jr.

2006年2月22日，在美国华盛顿会展中心，3200人会聚在此参加世界帕金森会议，这场盛会的首要主题就是将研究人员和帕金森病患者聚结在一起。演讲者有美国国立卫生研究院的领导，主要临床医师及顶级的科学家们。当然还包括Tom Isaacs。

11年前，当Isaacs出现震颤症状，被诊断为帕金森病时，他还是一位26岁在伦敦房地产公司工作的测量师。他把患病的事情告诉父母时，开玩笑地说："我觉得我能当一位优秀的调酒师，因为摇动的特别好。"

刚开始，Isaacs关注于疾病的治愈方法。他的目标是要做能在帕金森病患者中说"我曾患过帕金森病"的第一人。

在那段寻求治愈的时间里，他回忆道："治愈这个词从未被提及。……你知道这个词是被禁用的。治愈对于这个病来说就是镜花水月。但事实上如果你对帕金森病不抱有希望，那么你将一无所有。"[1] 2002 年 4 月 11 日，Isaacs 离开伦敦，开启一场不一样的旅程。在接下来的一年里，他沿着大不列颠海岸"逆时针"徒步了 4500 英里。他攀登了英国、苏格兰和威尔士最高的山脉，穿破了 5 双靴子，留宿过 238 家不同的客栈，与 1032 位陌生人同行，并最终为帕金森病研究筹得 50 万美金（图 9–1）。就在结束旅程后的几天里，他还参加了伦敦马拉松比赛[2]。

在 2005 年，Isaacs 与三位朋友创立了治愈帕金森病信托基金[3]。他们想让治疗"更专注于研究……并且要确保研究领先、活跃"[4]。他们并不只想资助研究者，并苦等研究结果，而是想要推动研究进程。

Isaacs 为治疗帕金森病而不懈努力。他筹备基金，与不计其数的科学家会面，拜访 Francis 教皇并与其探讨干细胞的治疗潜力（天主教反对用胚胎来源干细胞，但对其他来源如成人干细胞的使用并不反对），并自愿参加临床药物试验[5]。他是位富有幽默感、谦虚而又乐观的人。

Isaacs 坚信新型疗法和治疗策略只有在深受疾病影响的

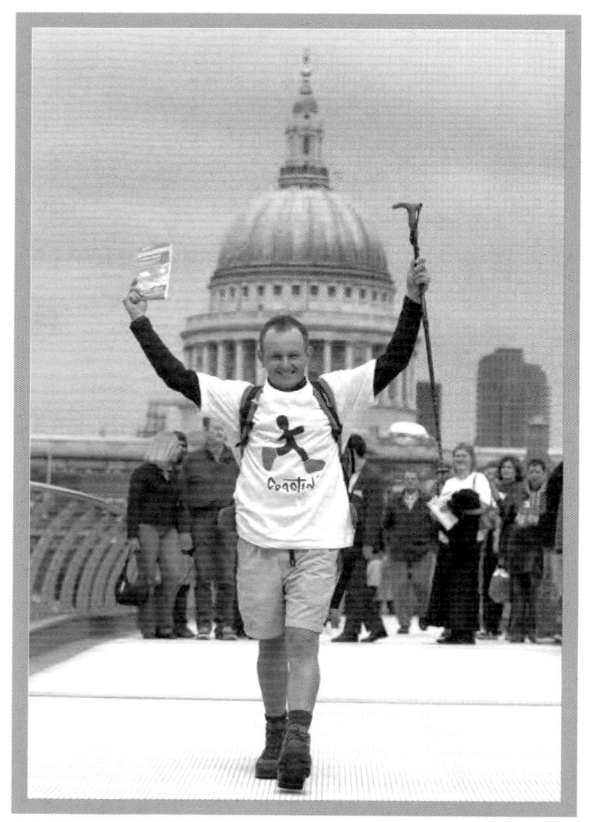

▲ 图 9-1 **Tom Isaacs 于 2002 年在环英国徒步后穿越千禧桥**
由 Lyndsey Isaacs 提供

患者们积极参与下才可能实现。他说："只有一个信念鼓励着我，那就是找到一种能逆转这种残酷疾病的疗法。相信这种想法能够实现。对我来说这是最大的挑战，同时也是最大的机遇。这就要激励那些与帕金森病患者生活在一起的人适时地了解帕金森病患者的状况。如果所有帕金森病患者能互相交流他们患病后的生活经验；所有人能参加临床试验；所有人能花时间学习相关知识充实自己并为研发新疗法和科学界合作，那么我坚信这就会快速推动帕金森病研究的发展。”[6]

他在自己的基金会建立了合作机制以确保每项研究计划能让帕金森病患者参与评估并与患者密切相关。尽管 2017 年 Isaacs 因病于 49 岁去世，他创立的信托基金仍按期望的那样坚持不懈的、团结的、乐观地运行着[7]。

一、为预防帕金森病进行的政策调整

我们可以在一定程度上预防帕金森病的发生。百草枯和三氯乙烯是目前人们普遍已知的导致帕金森病的罪魁祸首，而 EPA 有能力、有责任去消除这些危险因素。如果 EPA 行动起来，那么患帕金森病的人数就会减少。这就是最简单的方法。

除了超过十万人签署的要求 EPA 禁用百草枯的请愿书外，海军退伍军人及其家属同时要求 EPA 禁用三氯乙烯[8]。这些请愿者及其家属遭受着化学污染带来的严重健康后果，并定期去国会山向 EPA 施压。已退休的美国海军军长 Jerry Ensminger 的女儿在列尊营因白血病去世。2018 年他在新闻发布会上说："我们到底还在等什么，EPA 还在等什么[9]？"EPA 已经失去了其最核心的职能，即保护人类和环境健康，为全美人民提供清洁和安全的空气、水和土地[10]。

美国政府的其他部门也采取过措施。在 2016 年，作为 21 世纪治愈法案的一部分，美国国会批准了国家神经系统疾病检测体系。美国总统 Donald Trump 在 2018 年也为该体系投入五百万美元。这些经费初期会被用于追踪和收集帕金森病及多发性硬化症患者的数据[11]。这些努力会帮助科学家明确疾病的地理分布，评估潜在的危险因素，以及分析疾病发展趋势。然而五百万美元只是一个开始，需要更多的基金来识别和评估疾病下一步的风险。

探寻疾病其他的危险因素非常重要，但仍不能拖延现有已知的能降低帕金森病患病风险的工作。

二、化挫折为行动

美国英特尔公司的共同创办人 Andy Grove 博士深知

必须要重拳出击。他在 2000 年被诊断为帕金森病，紧接着他将自己生命的最后几年投入到抗击帕金森病的事业中[12]。

1936 年，Grove 出生于匈牙利布达佩斯的一个犹太家庭中。在他 8 岁时，纳粹党攻占了匈牙利并将五十万犹太人驱逐至集中营。Grove 一家在朋友的帮助下用假名逃脱了纳粹党的侦查[13]。之后随着 1956 年匈牙利大革命的爆发，Grove 和他的家人飞往澳大利亚，最终定居在美国。

6 年后，Grove 加入首创的芯片制造商 Fairchild 半导体公司。此后他辞职并协助组建了英特尔公司，成为该公司的领导人。并将其芯片制造打造为硅谷无可争议的行业领袖，在商业管理领域成为一名受人敬仰的思想者[14]。

在 Grove 被诊断为帕金森病后，他对在探索治愈该病进展举步维艰而感到挫败。他曾说："你不敢深究，也觉得气愤，因为向这个领域已投入了大量的人力但却收获寥寥[15]"。正如硅谷精神一样，Grove 想打破这种现状。在一场向数百名世界顶尖科学家们的演讲中他讲道："我们需要一场重视好奇心、坚持不懈并以解决问题为导向的文化变革”。他号召科学家们通过分享数据，将数据“全面、细致”地研究，以最大限度地减少他们的重复试验，避免无效研究，并依靠其他研究者的成果继续钻研。

他向 NIH 主任致信说明如何推动帕金森病研究，却无人回馈，但这没有让 Grove 止步[16]。没有让 NIH 做出改变，他就自立门户。依托于加利福尼亚大学，他把工程学原理及生物科学密切结合起来，创建了新的教学项目[17]，推动了能客观检测帕金森病症状的新设备和可穿戴感应器的研制[18]。他坚持数据共享平台，向其研究投入百万资金[19]。根据华盛顿邮报报道，Grove 是医学研究更好、更快发展的一位倡导者和策动者[20]。他的努力成果缩短了研究周期，扩展了研究数据共享，刺激了科技在帕金森病领域的运用[21]。

许多科学家受益于 Grove 的制度。他的风格生硬且直接[22]。影响了数以百计的下属，并询问他们的事业目标是什么，如果他们对这个问题茫然，Grove 会让他们充分思考。他对 Michael J. Fox 基金共同创办人 Deborah Brooks 说：“你的做法应与众不同。”[23] 拉什大学的帕金森学科带头人 Jeffrey Kordower 博士评价 Andy Grove，“他非常直接并且要求我关注于解决问题，专注于研究核心问题。他绝对是位英雄，是他改变了世界。”[24]

Grove 协助创建了硅谷，发展了新管理模式，推动了癌症研究（他从前列腺癌中存活）并给全球千名学生提供了教育奖学金，让他们能享受到同样的教育机会[25]。Grove 去世后，他的基金与 Michael J. Fox 基金合作，将自己资产四千万美元投入到帕金森病研究中。就算没有这笔基金，Grove 那种不服输的精神也让我们争取了权利并取得了成果。

三、缩小帕金森病研究基金的差距

NIH 是全球生物制药研究领域最大的公共资助机构，NIH 在 2018 年支出了 370 亿美元[26]。但在帕金森病患者迅速增长的情况下，NIH 在过去 10 年资助帕金森病研究的力度却逐渐减少（图 9–2）。根据通货膨胀进行调整，2008 年 NIH 在帕金森病研究上的支出为 1.92 亿美元。10 年后的支出则为 1.77 亿美元，也就是减少了 8%[27]。同一时段美国帕金森病患者人数估计增加 40%[28]。尽管帕金森病的负担急速加重，如果没有相关倡导，那些有意资助研究的相关

美国帕金森病患者估计人数

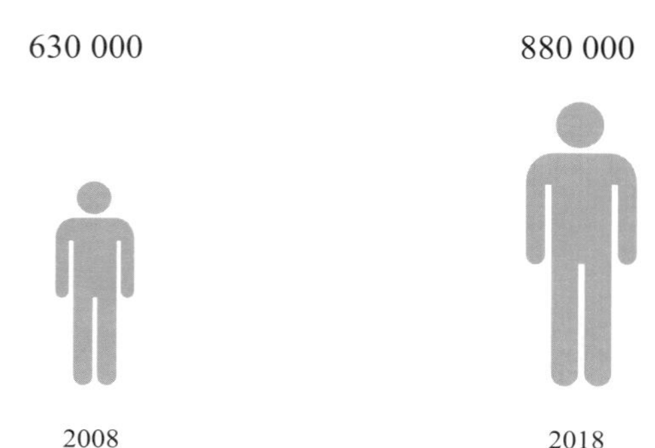

据通货膨胀换算，NIH 投入帕金森病的相关支出

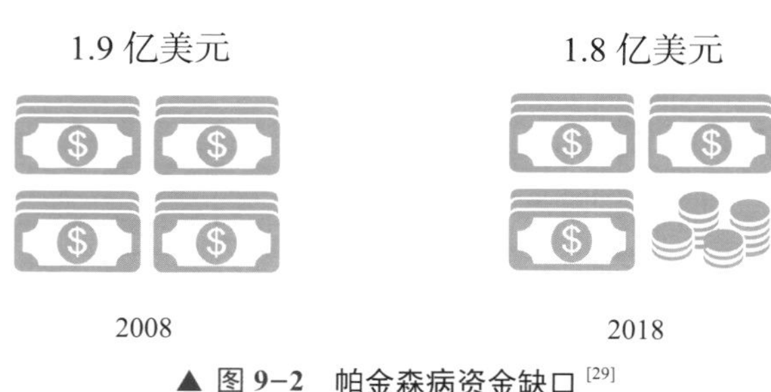

▲ 图 9-2　帕金森病资金缺口 [29]

组织（如 NIH）会误入歧途。

当美国公众对帕金森病研究的呼声越来越小时，一位不可思议的加拿大人救世主出现了。Michael J. Fox 是名 30 岁的影视明星，当他在拍摄电影《好莱坞医生》时，发现左手震颤，走路时左臂摆动减少，最终他被诊断为帕金森病 [30]。

确诊 9 年后，他为帕金森病研究创立了 Michael J. Fox 基金。在创建前 2 年的国会证词中他讲道："资助帕金森病研究基金的数量少的让人震惊、挫败。"[31] 自该基金建立以来，已向其研究项目投入了 9 亿美元，成为世界最大的非营利性帕金森病研究基金。该机构没有捐赠，投入的资金是既定年份筹得的。2018 年 Michael J. Fox 基金在研究上的支出有近 1 亿美元（图 9–3）。

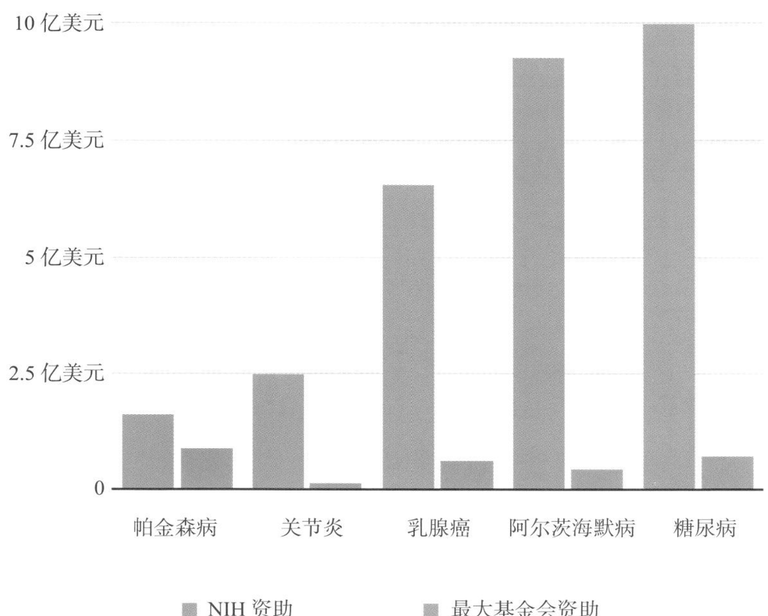

▲ 图 9–3　2016 年，最大的慈善基金与 NIH 资助研究开支在特定疾病中的比较 [32]

基金会投资像基因数据库和构建工具这样的类似项目，以供科研机构应用。研究投资组合范围从齿动物的基础研究一直到人类的临床研究。该基金会还为与大学和制药公司合作过程中注资治疗项目。其早期的投资曾于 2019 年将吸入式左旋多巴推向市场[33]。吸入式左旋多巴经过消化系统能够快速缓解患者的帕金森症状[34]。

四、探究帕金森病的病因

Michael J. Fox 基金追求的目标是治愈帕金森病。这也是很多疾病治疗组织的共同愿望。然而预防帕金森病的最佳机遇已经到来[35]。

Caroline Tanner 博士是旧金山加利福尼亚大学的一位神经学家，开展了很多关于杀虫剂、三氯乙烯和其他环境因素与帕金森病关联的研究[36]。尽管有这么多开创性的研究工作，但她无法进行旨在明确环境危险因素的大规模研究。究其原因，Caroline Tanner 博士认为没人愿意为这个研究投资，这需要源源不断的努力[37]。

为进一步认识导致帕金森病的环境因素，简单的标注疾病地理分布图是个很好的开始。这些有“热点”标识的地图与杀虫剂使用、三氯乙烯污染、空气污染和其他环境因素的覆盖可以协助科学家明确致病的可能因素。

研究者有关于癌症的热点地图。通过公共 NIH 网站，不论是大众还是科学家，任何人都能查到本国所有地区各类癌症的发病率[38]。所有人都能查到结肠癌的发病率，如该地区结肠癌发病率是最高还是最低，危险因素是年龄、种族等。还能看到过去 5 年该病的发病趋势。

帕金森病有关这类信息的帮助却很少，明确地理变异性的研究发现，环境因素可诱导帕金森病，如一些研究表示居住在农村的居民有更高发病率[39]。我们缺少的是详细的、实时的数据。目前还不能对特定区域的数据放大、明确帕金森发病率或近期用了哪种杀虫剂或其他化学物，这样不论民众还是研究者都鲜能明确本国帕金森病的发病趋势[40]。

10 年来，Tanner 和她的同事们就在开展绘制在全国范围注册的加州帕金森病地图[41]。加州帕金森病注册工作最终于 2018 年 7 月 1 日开始[42]。在这之前，只有内布拉斯加州和犹他州有这种注册[43]。以往美国内布拉斯加州、犹他州注册让科学家们发现农村、种植地区帕金森病患者是城市的2～4倍，且粗略统计发现男性发病率是女性的2倍[44]。其他的研究应根据特定环境危险因素进行量化并将暴露者与后续发病率相关联。当然我们需要查询全美的数据，而不仅仅是这三个州。

帕金森研究需要很大的样本量。尽管帕金森病患者人数不断增长，但与其他常见病如糖尿病相比总人数仍很少。为了获得可靠的数据、看出明显的趋势，要耗时跟踪大量人群。这样的研究可追踪居住在接近TCE污染区人群的帕金森病发病率，这样就能帮助研究者明确哪类人群，如干洗工，更容易患帕金森病。

这种研究应推广至全球。举个例子，明确中国帕金森病患病人数增长加快的潜在危险因素，对减少发病至关重要[45]。源自杀虫剂、空气污染的危险因素需要被量化并能相互比较，这样的数据就能提示我们应对环境因素采取何种措施，应提供哪些短期的保护。

基因相关的帕金森病也值得进一步研究。现任NIH神经基因学实验室主任Andy Singleton博士在过去20年里，开始了疾病基因学研究。研究者在确认了首个*α-synuclein*基因突变的6年之后，他和同事发现了另一种罕见的突变可引起早发、遗传型的帕金森病[46]。1年后，他和团队发现了导致帕金森病的 *LRRK2* 基因 [47]。

在发现致病基因前，很少有新靶点治疗可供研究者使用。现在基于佛罗里达大学的 Singleton、Matthew Farrer 博士、英国伦敦大学学院的 Jonh Hardy 博士等人的研究工作，药物研发者可以在治疗或治愈帕金森病的工作上大有可为 [48]。

肿瘤再次为我们提供了发展模式。注意力开始转移到基于致病基因的治疗。越来越多的肿瘤治疗是基于个体特征并强调引起肿瘤的责任基因突变。比如，黑色素瘤，一类药物只针对皮肤癌某些特定基因突变有效。但如果肿瘤没有突变基因，这些药就可能无效并产生不良反应 [49]。这种药物针对疾病基因突变的个体化方法，现用于直肠癌、白血病、肺癌和前列腺癌 [50]。

现在明确了相关的基因致病因素，帕金森病也是如此 [51]。有更多资源的支持，科学家可发现帕金森病更多的基因靶点，如何抵消这些致病基因，就像目前研发的可减少 *LRRK2* 或 *GBA* 基因突变引起症状的药物一样。

Hyam Kramer 的母亲于 1991 年被诊断为帕金森病。Kramer 咨询他母亲的神经科医生是否自己会遗传到这个病并得到否定的答复。25 年后 Kramer 右侧肢体开始出现震颤，最终也被诊断为帕金森病。这位神经内科医生并不知道的是 *GBA* 基因突变是 Kramer 母亲帕金森病发生的罪魁祸首[52]。

Kramer 的母亲曾是一位图书馆管理员，帕金森病病程 22 年。她的丈夫是一位前二战老兵，在妻子生命的最后 12 年里，他每天到他妻子所在的疗养院探视并护理她。她需要鼻胃管进食，在她生命最后的时光里认不出自己的儿子。

眼睁睁看着所爱之人去世让人心如刀割，但 Kramer 也同时看到了自己的未来。平常积极自信的专业资金筹集人 Kramer 抑郁了。但他仍签约了 Michael J. Fox 基金，资助了一项帕金森病进展标志物的方案研究。

为帮助发现帕金森病病程进展的客观测量指标，Michael J. Fox 基金于 2010 年发起这项研究。这项全球性的研究已在超过 30 个研究点纳入近 1400 位帕金森病患者。每隔 6～12 个月，入组者就会进行一次详细的临床评估，影像学测试以及对他们的血液样本、脑脊液采样。研究的最终目标是要明确相关的生物学标记物（如胆固醇与心脏系统疾病有密切关系）以追踪帕金森病的进展[53]。全球科学家都可以使用这些数据，30 多个国家的研究团队曾下载超过五百万次 [54]。但遗憾的是，虽然不断地更新这些数据，但仍未发现疾病进展的客观测量指标 [55]。

研究者在为本项目寻找患帕金森病的德系犹太人，Kramer 刚好符合要求。他知道自己携带双拷贝 *GBA* 基因突变（人类每个基因都有 2 个拷贝，一个来自父亲，一个来自母亲）。

作为入组者，Kramer 住在美国马萨诸塞州的波士顿，他每隔 6～12 个月会去康涅狄格州港市的纽黑文市拜访项目研究者。在拜访期间，研究者们会对其进行评估以了解他的病程。希望通过 Kramer 血液及脑脊液找到标志物，并运用成熟的影像学技术来检测疾病的进展。到 2019 年 4 月为止，全球研究小组已纳入了 73 名像 Kramer 一样有 *GBA* 基因突变的帕金森病患者。

Kramer 已经参加了一项新药的临床实验，还想参与更多的实验。他希望通过积极地参与研究及临床实验以明确未来治疗，让更多人获益。

另外对 Kramer 来说，这样做还有其他的好处，就是通过帮助科学家们来推动研究，让自己更乐观。目前 58 岁的 Kramer 最近与他的伴侣完婚。他说参与研究给予自己积极的影响："在某些方面，过去的 3 年是我生命中最好的时光"。

五、认识帕金森病如何发展

明确帕金森病的环境及基因病因是重要的第一步。第二步要明确这些病因是如何引起帕金森病的，并且用动物实验来协助验证。如大鼠实验中，三氯乙烯能损害大脑黑质区的多巴胺能神经元[56]，大鼠的其他脑区的损伤却很少[57]。但三氯乙烯是如何选择性损伤多巴胺能神经元仍不知晓[58]。

当提到基因突变是如何导致帕金森病时，我们也不能完全阐明其原因。目前知道的是 α- 突触核蛋白能协助转运神经递质囊泡，但 α- 突触核蛋白会向基因突变一样错误折叠，最终导致帕金森病[59]。而从蛋白错误折叠到发病的过程仍需要研究。α- 突触核蛋白的功能，包括脑外的蛋白，仍未研究清楚[60]。

另外我们对 *LRRK2* 基因及其突变仍未完全了解[61]。研究者仍在研究 *LRRK2* 编码的诸多蛋白功能和结构。通过 *LRRK2* 基因排序的蛋白体积大且可能与 α- 突触核蛋白互相作用[62]。而由不同突变导致的蛋白改变更扑朔迷离。

探索性基础研究能帮助填补一些空白。不同于应用研究，基础研究没有预设目标，它更倾向于帮助我们理解自然机制。遗憾的是，尽管治疗性进展停留在理解疾病性质的变化，但基础研究常被忽略。

过去 25 年里，制药公司在基础研究上投资的越来越少[63]。1994 年，制药公司为早期帕金森病研发注入了过半（57%）的资金[64]。到 2017 年，上述投入已降至 16%[65]。最终，研究的职责就落在了学院实验室及研究机构，这些机构极度依赖于联邦政府及个人慈善家的资金支持[66]。在美国，大部分生物制药研究（约 60%）由制药、生物技术及药物器械公司投资。结果就导致基础研究只能依赖于小部分资金在总投资中，NIH 和个人基金投资分别仅占 27% 和 4%[67]。

增加对不同基因作用的认识能帮助理解基因与环境因素间相互作用是如何导致帕金森病的[68]。发现杀虫剂与帕金森病相关的 Tim Greenamyre 博士及其同事 Jason Cannon 博士最近写道："很多研究相信基因 – 环境互相作用是导致帕金森病的病因[69]"。他们呼吁今后的研究要检测尽可能多的基因相关因素[70]”。这些研究可提示我们关于基因因素是如何影响对杀虫剂、化学物质及其他环境危险因素的反应[71]。

最后，我们还需要更多研究来明确不同因素，包括咖啡因、饮食及锻炼是如何减少患帕金森病风险的。这类信息非常有意义，它能使我们充分利用大多数人的日常行为来获益。优质饮食和锻炼是辅助的健康获益方法，当然很长时间以来这些也被忽略了。

六、研发更好的帕金森病检测方法

管理学领袖 Peter Drucker 曾说过：“无法检测就无法管理。”不幸的是，我们目前同样无法检测帕金森病。

在心脏疾病领域，我们有心电图、心脏超声、血管造影、血脂水平和血压等方法。肿瘤疾病我们有血液标志物、影像学和活检。对于 HIV，可以量化血液中病毒量、计数病毒感染的血细胞。而帕金森病，21 世纪主要的检测手段和 19 世纪 James Parkinson、Jean-Martin Charcot 和 William Gowers 医生运用的一样，即患者病史和查体。换言之，我们基本没有客观检测帕金森病的方法。

病史和查体也会误导经验丰富的医生，对帕金森病患者尸检发现医生误诊率为 10%～20%[72]。一些被认为是帕金森病的患者可展现为不一样的帕金森样障碍。另外患有阿尔茨海默病或震颤的患者可能是由其他原因造成的[73]。遗憾的是，过去的 25 年间，医生对帕金森病的诊断仍无进展[74]。

对帕金森病症状的检测如其诊断一样具有主观性和误诊性。目前对帕金森病症状严重程度的确认，如行走困难，是根据专家的临床观察得出的，最常用的帕金森病检测方法是一种临床医师测评的包括运动检查的评分量表[75]。检查需要一名神经科医生或接受过培训的测评员来进行帕金森病的多系统评估，如对震颤、运动速度进行简单、粗略的 0～4 分进行打分。

毫不奇怪，评分者们对运动症状的轻重评估会有偏差。一个医生可能将患者震颤打 2 分（轻度）但另一个医生就打了 1 分（轻微）。同样，评分打 0～4 分对疾病微小变化不敏感，而这些短期内变化能让人了解疗效好坏。例如一个人的体重从 184.8 磅到 181.4 磅就能清楚看出减重计划是否奏效。但震颤评分不能精细实施，如从 3.4 到 2.9 进行打分，只能从 3 到 2 粗略地打分，因此在现有的评分中，很容易错过帕金森病症状真实但微小的改善。激进的工程师 Andy Grove 博士将帕金森病评分比为“一堆垃圾[76]”。

当传统方法不奏效时，其他领域也可以提供更多有创意的方法并带来新的希望。当 Max Little 还是孩子时就是位数学天才，像许多年轻人一样喜欢玩电子游戏。他为电子游戏开发了数字声音算法，这可以让玩家听到如狗吠或赛车的独特声音。然后 Max Little 获得了英格兰牛津大学应用数字算法的博士学位，创造了新的数学运算规则及测量声音的技术[77]。

之后他和同事用这些技术去评估帕金森病患者发病早期降低的声音[78]。2012 年，研究者发现用数字算法分析录音能分辨出是否患帕金森病[79]。分析结果甚至还能用于预测疾病的严重程度[80]。

在 2012 年，Little 做了题为“用电话检测帕金森病”的 TED 报告[81]。演讲中解释了如何用任何手机进行检测，这次报告开启了一项全球性 – 帕金森声音研究，并在短短数小时内通过电话募集了超过 1000 名患者的录音。仅过数周，就又收集了超过 17 000 段录音，这一直是最大的“公民主导”的帕金森病科学研究项目。

Little 和同事继续去研发可进行其他客观检测症状的智能手机应用软件。通过运用手机自带的感应器，软件可测量步态、平衡、手指敲击（评估运动速度）和声音[82]。在一项探索性研究中，这种软件可以将帕金森病患者从正常人群中区分出来[83]。

在后续研究中，这些源自智能手机感应器的类似评估形成了“手机帕金森病评分”。该体系将声音、敲击和行走的评估结合成单一连续的疾病严重程度的测量。分数从 0 分（正常）到 100 分（严重），并可随时随地对任何拥有智能手机的患者进行测试[84]。

受 Little 和其他人研究的启发，苹果公司为智能手机应用软件开发了一个源代码开放平台 Researchkit。该平台可以让所有人在智能手机上建立从自闭症到阿尔茨海默病的任何类型的研究。2015 年 3 月 9 日，在现场无数观众和近一百万人在线观众的期待中，苹果公司首席营运官 Jeff Williams 发布了 5 个智能手机研究项目其中包括用于帕金森病研究名为 mPower 的软件（图 9–4）[85]。

在演讲中，Williams 阐述了医疗研究的几个障碍：入组者局限于那些住在研究点附近的人群，客观数据以及不能经常评估，这些障碍均被 mPower 软件规避。通过该软

运动
今天，3 月 30 日
开启一项运动，请从以下列表中选择
敲击运动
30 秒
发声运动
20 秒
步行运动
1.5 分钟
记忆运动
2 分钟
我的想法
2 个问题
研究反馈
1 个问题
步骤 5/6
Cancel
向话筒尽可能长时间发“啊”音
0:04
步骤 1/7
步态和平衡测试
本测试可测量您在行走和站立时的步态和平衡。为完成此测试，您需要把手机放入口袋并连接耳机听从语音指挥
20 步
20 步
Get Started

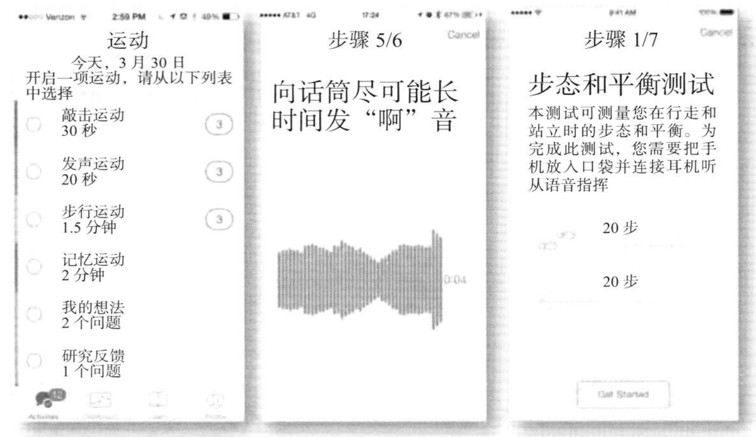

▲ 图 9-4 智能手机应用软件 mPower（2015 年）

件，患者可用苹果手机入组研究，能频繁地进行客观评估，并能实时获得结果[86]。患者能在测试结束时看到自己声音或敲打评分。而在大多数研究中，入组者仅能在研究结束后看到结果，甚至有些人根本不知道自己的测试结果[87]。

Williams 早晨发表了演讲，晚上就有来自全国超过 2000 人入组了帕金森病研究。相比之下，最大的帕金森病药物临床实验耗时 3 年，才纳入了 1741 位患者[88]。按照帕金森病声音研究方案“公民主导”的方法，招录有智能手机的患者，创造了独一无二的研究范例[89]。

科学在飞速发展。2017 年，开启了一项使用智能手表来筛查异常心率的研究，在一年内入组了超过四十万名患者[90]。2018 年苹果公司公开宣布苹果手表同样能追踪帕金森病患者的症状[91]。同年 Verily Life Science 公司（Alphabet 内设机构，谷歌母公司）联合荷兰拉德堡德大学医疗中心，并在 Michael J. Fox 基金的支持下，开始了用智能手表评估患者的震颤、运动及睡眠状况的研究[92]。该项目初期研究结果令人鼓舞，数百位荷兰患者每天 22h 佩戴 Verily 智能手表，有些已坚持 1 年多。这些结果有助于探究人体在自身环境中的运行状况，这样就可以和人为临床环境下观察到的患者表现区分开。

新型监测方法的客观性是至关重要的，而现行的主观（量表）评分方法会导致有歧义的结论。例如，两项针对同一种治疗帕金森病药物的研究，用了近乎完全一样的实验方法，但得出的结论却南辕北辙[93]。不精确的测量方法会产生严重后果，让研究者难以确定该方法是否有效，最终针对本病及其类似疾病的临床实验会以更大规模、更长时间、更多投资及更高风险收场[94]。

由于帕金森病临床实验的风险及投资属性，大型制药公司对临床实验的投资非常犹豫。在 2018 年 1 月 8 日，辉瑞公司宣布终止对阿尔茨海默病和帕金森病的新药研究[95]。研发有效治疗阿尔茨海默病药物的高失败率及缺乏帕金森病实质性治疗进展或许是它做出这个决定的原因[96]。

许多小公司在填补大公司遗留的空白。实际上，在辉瑞公司退出大概 1 年左右，分立出了 Cerevel Therapeutics 公司。在 3.5 亿美元创业基金的支持下，Cerevel Therapeutics 公司将研发新的神经病学相关药物，包括有前景的作用于多巴胺的治疗帕金森病药物[97]。新公司希望在 2019 年开展后期药物临床实验，该药物可能不会出现左旋多巴的不良反应[98]。

许多制药公司采纳帕金森病的数字化监测。罗氏公司在一项早期帕金森病临床研究中运用智能手机应用程序，发现应用程序比传统评分更敏感[99]。现在这种方法用于很多临床实验中，其他的制药公司也将在未来应用手表及其他感应器评估治疗效果[100]。

Cerevel 及其他公司需要更多的监测方法以精准评价研发药物是否有效。正如 Little 所说："我们只有在客观监测的前提下才能明确[101]"，只有当我们找到可以表明病症痊愈的客观判定标准时，我们才能认定掌握了某种疾病的治愈方法。

七、克服淡漠

令人讽刺的是，能帮助战胜帕金森病依赖的恰恰是本病逐渐消退的精力和活力。淡漠是指主动性的损失和情绪的低落，它是该病的症状之一[102]。已故的 Leonore Gordon 女士，曾在纽约公立学校任家庭治疗师和常驻诗人，在她患帕金森病的 20 年里一直在与淡漠进行斗争[103]。而且最终获得了胜利。

她积极应对疾病。并发现帮助别人就能减轻自己淡漠的感觉。她演讲、写诗、筹集资金并给数百人做咨询。为了让人们了解帕金森病是如何危害患者的，Gordon 代表帕金森病社区参加了一档关于帕金森病淡漠的教育性电视节目。节目中她指出："当患上帕金森病时就要让自己更积极、主动或让自己加入到需要自己的地方去，我们要走出家门。"她打了个响指还说："当发现网上有人需要我帮助时，淡漠就这么烟消云散了。"[104]

除了能带来消沉，淡漠和自满同样也很危险。人一生中死于车祸的概率是 1%。因此，大多数人会系好安全带、开有安全气囊的车并希望孩子们都安全驾驶[105]。人一生中患帕金森病的概率比车祸更高即 1/15[106]。可是我们中的大多数人却不去做点什么。

就像 Gordon 女士一样，我们需要克服淡漠。遗憾的是，Gordon 女士于 2018 年去世。为了纪念她，她的朋友写道："她是位内心充满爱的勇士，她敢于畅所欲言、采取行动并激励其他人加入到她这项有意义的事业中[107]。让我们继续她的伟大事业"。

（王艺璇　靳昭辉　译）

下　篇

行动处方

A Prescription for Action

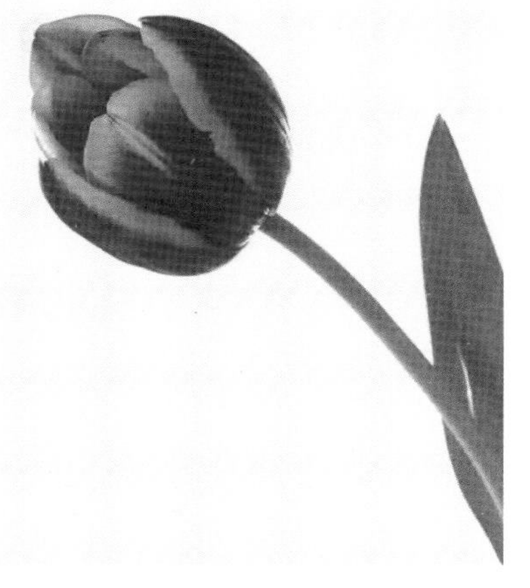

第 10 章　在能力范围之内：我们如何战胜帕金森病

Within Our Reach: How We Can End Parkinson's

对科学证据的需求始终是不作为、拖延事件、犯错后第一反应的标准流程。实际上，科学证据从来不是、现在也不是、也不应该成为政治和法律行动的基准。

——英美烟草集团科学家[1]

我们现在就要为对抗帕金森病采取措施——通过预防、倡导、护理和治疗。我们用能够做到并应该采取的 25 个具体步骤来结束这本书，这些步骤能够减少可怕的帕金森病的全球死亡人数。

一、帕金森病的预防

1. 禁用百草枯和其他有害杀虫剂

据 EPA 所说，杀虫剂百草枯是剧毒，它无解药，一小口即可致命[2]。接触百草枯会成倍增加帕金森病的患病风险[3]。它能杀死产生多巴胺的脑细胞，能让实验室动物产生帕金森样表现。32 个国家已禁用百草枯；但在美国仍有很多地方的作物上使用百草枯。过去 10 年，其用量增长了 1 倍[4]。

目前美国要建立一个取缔杀虫剂的窗口。使用杀虫剂必须要在 EPA 注册，并且提交审查。根据 EPA 声明，控制使用杀虫剂的联邦法规通常会禁止注册对人造成过度风险的杀虫剂，包括对务农者或环境有危害的杀虫剂[5]。

请联络现任 EPA 行政官 Andrew Wheeler，并敦促他反对百草枯及抵御其过度的风险，包括造成帕金森病的风险。您可以拨打办公室电话 202–564–4700 或发邮件至 wheeler.andrew@epa.gov。您还可以与国会委员会联系，让其监督 EPA，并询问为何美国不能像其他国家一样禁止百草枯。您可以联系美国众议院委员会环境与贸易部门（202–225–2927），以及美国议会委员会环境与公共事业部门（成年人联系：202–224–6176；未成年人联系：202–224–8832）。

迄今为止 EPA 仍未采取措施，2019 年 7 月 17 日，纽约女议员 Nydia Velazquez 将一项法案引入美国众议院，该法案取消了百草枯在所有应用领域的注册[6]。想了解现有的州法案，请登录 advocate.michaeljfox.org。

除了百草枯，其他几种杀虫剂也能增加罹患帕金森病的风险。其中毒死蜱具有神经毒性[7]。根据 EPA 统计，它是美国最常用的杀虫剂[8]。加州农场局联合会指出：2013 年毒死蜱用于大约十三万英亩的近六十种不同作物，杀虫剂对当地农业至关重要[9]。苜蓿、杏仁、棉花、葡萄、橙子和胡桃都喷洒过毒死蜱[10]。这种杀虫剂还被用于西蓝花、球芽甘蓝、花椰菜、蔓越莓、大豆和华盛顿州苹果[11]。

高尔夫球场、草坪、电线杆和木头栏杆也都浸泡过毒死蜱[12]。2013 年一封寄给神经病学年鉴的信中问道："住在高尔夫球场下风向位置会是患帕金森病的危险因素吗？[13]"作者报告称他见过住在距高尔夫球场 2 英里内地方的 26 人中有 19 人患有帕金森病。这 19 人里有 16 人住在高尔夫球场下风向地区。作者没有给出结论，但他又寻求更大范围的研究[14]。

EPA 自 2007 年就着手构思全面禁止化学制剂，但在 2017 年 4 月，EPA 提出的这项禁令没有得到批准，其理由为：化学物质对儿童大脑发育影响的不确定性[15]。在 2018 年 8 月，联邦法院要求 EPA 撤销有限度使用毒死蜱的申请，并在 60 天内取消所有毒死蜱的注册[16]。但 1 个月后特朗普政府组织就申诉了这项决定[17]。联邦法院未予反应，于是加州于 2019 年 5 月宣布要禁用杀虫剂[18]。2 个月后，EPA 规定将不会禁用化学制剂，因为有关健康担忧的数据是无效的、不完整及不可靠的[19]。在 2019 年 1 月，女议员 Nydia Velazquez 提出：2019 年禁止使用有毒杀虫剂的法令，即在全美禁用毒死蜱[20]。

帕金森病的致病原因中可能是毒死蜱的风险最小，一项 2006 年发表在儿科学杂志上的研究发现，生于 1998—2002 年的儿童，其母亲在产前接触杀虫剂越多，其子女在发育评分上越低，反之，母亲在产前接触杀虫剂越少，其子女在发育评分上越高[21]。在 2000 年 EPA 禁止室内使用杀虫剂之前，毒死蜱广泛用于消灭蟑螂，并且在纽约市的孕妇们也暴露其中。这个禁令直至 2001 年才最终起效[22]。一篇综述统计美国有 2550 万名儿童暴露于毒死蜱和各种类型的杀虫剂，导致这些儿童的智商（IQ）分数总共下降了 1690 万分[23]。

与大多数杀虫剂一样，在美国使用毒死蜱并不受限，还扩大到其他 70 个国家并且导致人类接触毒死蜱的现象十分普遍[24]。杀虫剂的使用在非洲撒哈拉地区是个很严重的问题，但历史上这个地方很少使用[25]。

2. 禁用三氯乙烯

TCE 常用于去除金属上的油渍。人可以通过吸入其气溶胶、吸入或通过皮肤吸收而暴露其中。八十多年来，我们已熟知其毒性[26]。它和百草枯一样，能让实验动物产生帕金森样表现。1977 年，FDA 将其禁用并列为有害物质。在 2016 年 12 月和 2017 年 1 月，EPA 提出禁止在工业除油及干洗工除渍中使用 TCE[27]。另外还找到了更安全的替代品[28]。遗憾的是，EPA 的领导层已经无限期推迟该禁令的颁布。

在缺乏适当调整措施的情况下，州级和联邦政府层的立法部门已经开始采取行动[29]。明尼苏达州两党立法员，州共和党议员 Roger chamberlain 及州民主党代表 Ami Wazlawik 正在寻求使明尼苏达州成为首个禁用特定的化学品的州[30]。在 2019 年 1 月，明尼苏达州污染管控局了解到 Minneapolis 之外有很多制造商向空气排放超标的 TCE[31]，距离工厂 1.5 英里的社区和居民暴露在不安全的环境中[32]。一位居民指证："我的家距这个排放点 1/4 英里，已在那里居住了 18 年并且养育了 3 个孩子。这个禁令对我们社区来说已经太晚了，但我们要求能确保将来这种事情不再发生在其他人身上。"[33]

在联邦政府层面，议会中一些两党合作的关于禁止像三氯乙烯的有毒化学物质的工作正在进行。纽约民主党众议员、能源与金融委员会环境与气候变化分会主席 Paul Tonko，以及伊利诺伊州共和党众议员 John Shimkus，正策划向 EPA 施压举办 2019 年及 2020 年的听证会，该听证会向民众公开，以表达对禁用三氯乙烯及其他化学物问题的坚定统一的决心。禁用化学制剂不仅对帕金森病患者至关重要，并且对其他疾病如自闭症等也有潜在的必要性 [34]。议员们与一直努力的倡议团体的结合最终会加速促成上述措施的实施。听证会的时间表的查询可登录：http://energycommerce.house.gov/committee-activity/hearings。

环境防护基金已建立了直接链接，可向美国议员和众议员发邮件，要求禁止化学制剂。您也可以加入其中，请登录 http://membership.onlineaction.org/site/Advocacy?cmd=display&page=UserAction&id=3254。

3. 加速清除被污染区域

到 2018 年 7 月，美国有 1346 个区域被列入国家优先项目清单这些地方包括已知的污染区域或已经受到有害物质污染的区域 [35]。其中三氯乙烯污染了近一半的这些区域。

我们知道哪些地方被污染，但对污染的处理却不充分 - 至少仍未达到能保护居民的程度。

一个难题就是资金。当原油税、化学品税和公司税到期时，用于清理有害废物填埋场的资金于 1995 年已经用尽 [36]。为了让该项目再次运营、保护这些污染区的社区，如今该资金来源于纳税人 [37]。我们需要让污染方支付资金并由 EPA 组织团队迅速对污染点进行清理。

清理填埋场只是开始。没有纳入填埋场的三氯乙烯污染区区域仍数以千计，仅密歇根州就有 300 个 [38]。

1974 年，国会实施了饮用水安全法案以确保美国人饮用水安全，但这项法案并没有囊括所有美国人 [39]。饮用水标准仅用于公共饮水系统但不包括私人水井 [40]。超过四千万美国人饮用水井水。2009 年，美国地理研究调查显示超过 2000 个水井中有 23% 存在至少 1 项潜在影响健康的污染物 [41]。就连公共系统饮水也会被污染。一个非营利性环境工作小组提供了 2015 年被三氯乙烯污染的美国饮水系统地图 [42]（网址 www.ewg.org/interactive-maps/2018-tec）。

饮用井水的居民需要对水源进行检测。EPA 提供了检验水源的指导网站（www.epa.gov/privatewells/protect-your-homes-water#welltestanchor）。EPA 建议让获得国家

认可的实验室或当地健康部门进行饮用水检验[43]。查阅更多信息，请登录 EPA 网站（www.epa.gov/sites/production/files/2015–11/documents/2005_09_14_fag_fs_homeewatertesting.pdf）查看。

三氯乙烯可以挥发并毫无征兆的污染室内空气。若您住在被三氯乙烯污染地区附近，您可能需要对室内空气进行检验。EPA 提供更多相关信息，查询请登录 www.epa.gov/vaporintrusion。

4. 使用滤水器

在等待被清洁的时间里，我们可以进行自我保护。滤水器就是保护方法之一。连接上水龙头或储水罐的碳滤芯。虽然相对便宜，但必须定期更换。这些滤芯并不能滤掉水中所有的化学物质[44]。一些更昂贵的方法，如反渗透系统可以去除水中更多的污染物但要求用水量较大[45]。

遗憾的是，这些滤水器可以帮助过滤饮用水，但它们却不能保护我们免于接触其他类型的污染，如洗澡。已蒸发的三氯乙烯的化合物及人在冲凉时会接触到已污染的水。因此，我们需要安装全屋滤水系统以净化所有入户水源[46]。

更多相关信息您可通过 2 种有效途径了解：EPA 安

全饮用水热线 800-426-4791，EPA 地下水、饮用水网站 www.epa.gov/ground-water-and-drinking-water/safe-drinking-water-information。另外，环境工作小组有关于自来水污染地区邮政编码数据，查询请登录 www.ewg.org/tapwater。

5. 支持国家神经症状监控体系

国家神经联盟体系能协助明确患帕金森病和其他神经病学疾病的潜在原因，如多发性硬化症。但没有足够的资金开展这项工作 [47]。有些人会在环境危险因素的影响下数十年后发展为帕金森病，因此需要长线基金资助。许多大型帕金森病组织也会努力游说促成筹款。您可以在 https://advocate.michealjfox.org 了解更多关于筹款和其他优先政策。

6. 劳动者保护

如果您是美国一百万农民、农场主及农业相关工作人员中的一员，您可以通过避免或最大限度地减少您与杀虫剂的接触以保护自己 [48]。务农者会在准备、使用及清洗喷雾液时接触杀虫剂 [49]。农业工作者会吸入喷洒的或从邻近田地中被风吹来的杀虫剂。他们还会在处理作物或接触土壤时通过皮肤吸收化学物质 [50]。皮肤吸收及吸入化学物质是最常见的形式，但并不是暴露于污染物的唯一途径 [51]。

如百草枯，“可通过任何暴露方式导致动物高度中毒”，也包括眼睛、嘴，甚至指甲的暴露[52]。

务农者需要合适的保护性装备以减少患帕金森病的风险[53]。这些护具包括手套、靴子、帽子、长袖衫、空气过滤面罩和防化工作服。但是，这些保护方式并不总是齐全[54]。

一些特殊群体更容易受到在杀虫剂毒性的影响，如儿童、外来侨工和低收入国家的居民。这些群体可能不知道使用护具的重要性或不知从何途径得到这些护具。

工厂劳动者也需要保护自己免受三氯乙烯或其他能引起帕金森病的溶剂毒害[55]。目前三氯乙烯最常用于去油污、干洗机及制冷剂制作。三氯乙烯也常隐藏在修正液、颜料去除剂、黏合剂、污渍去除剂及地毯清洁液中[56]。根据毒物和疾病登记局统计，干洗员、机械师、打印员、制鞋者、布料清洁员及清漆工人与其他行业工作者相比，有更高的接触风险[57]。工厂工人需要相应的保护，如护目镜、手套和防毒面具，直至不再使用这些危险产品[58]。

焊接工可能也是患帕金森病的高危险人群[59]。美国有 40 万焊接工人，这些人均应避免或限制暴露于金属熔化后产生的气溶胶，这种气溶胶对产生多巴胺的神经细胞有毒害作用[60]。焊接时使用低电压、通风设备可以保护焊接工人免于吸入有害气体。

7. 地中海饮食

近期有研究发现地中海饮食，不仅能降低患心脏疾病风险，还可以帮助预防患帕金森病，可降低 20%[61] 的风险。这种饮食方式没有加工食物，具体内容如下。

- 水果和蔬菜。
- 豆类和坚果。
- 全麦。
- 鱼类。
- 橄榄油。
- 少量肉类和奶制品。

地中海国家的居民也常饮用咖啡，因为咖啡因可以预防帕金森病。有研究显示饮用 1～4 杯含有咖啡因的咖啡能减少发病风险[62]。

8. 尽可能减少杀虫剂的使用

我们没有多少关于摄入食物中含杀虫剂残余量的数据。但是密歇根州大学流行病学和生物统计学 Honglei Chen 博士说："如果日常摄入含有杀虫剂污染或残留的食物能增加患帕金森病的危险，尤其是缺乏对杀虫剂使用管理的国家，我不会感到意外。”

及时实施预防性措施非常正确，如用肥皂或水彻底清洗水果蔬菜。我们还要推广有机作物的种植，这些作物的杀虫剂残余量比传统种植的含量更低[63]。我们还要让这些有机作物能被大众以及尽可能多的人的消费得起。想了解哪种作物喷洒杀虫剂最多，登录非营利性环境工作小组网站（www.ewg.org），该网站信息会持续更新。

9. 出汗

通常我们几乎不会充分运动，这样就无法感受到运动给许多疾病带来的有据可查的益处，包括帕金森病[64]。每周进行约 4h 的高强度锻炼可降低 20% 或更高的患帕金森病风险。对于已患帕金森病的人群，很多研究发现日常锻炼能减轻症状[65]。

不论你做什么运动，跳踢踏舞、荡秋千、用最快速度除草、山中练瑜伽或只去轻松地散步，只要去做即可。骑自行车或跑步对步行困难的患者是非常好的选择[66]。坚持是关键；当天的锻炼避免拖延到明天。汗流浃背是心率提高的标志。

学校、工作单位、社区活动中心、教堂、老年活动中心及政府均应积极推进并开启锻炼。我们应把锻炼当成如刷牙般的日常活动。或许存在些许危险，但获益无穷。

10. 避免进行导致头部外伤的活动

所有人都应系好安全带、开有安全气囊的车并在骑车、滑雪或进行其他能致脑震荡的活动时戴头盔。家长应该非常慎重地决定是否让孩子参与橄榄球运动[67]。运动员也要注意这类危险。美国人热衷于这些运动，但还是要考虑到该运动是否在远期会造成头部创伤。同样这种考虑适用于其他运动，尽管其危险性还未被完全公开（图 10–1）。

对于军人这些易受伤的高危人群来说，他们需要头盔、面罩及改进的车载盔甲[68]。我们应查找到这些危险，让士兵在爆炸发生前加以避免[69]。与帕金森病一样，最近有很多研究都集中在改善诊断和治疗创伤性脑创伤上[70]，与此同时需要更多的研究预防头部创伤[71]。

二、支持其他资源及政策改变

1. NIH 增加帕金森病的研究基金

NIH 是全球最大的生物医学研究的公共投资者。它以“增强体质、延长寿命和减少病痛及残疾”为目标，每年在研究上投入 370 亿[72]。帕金森发病人数也在增加，因此，

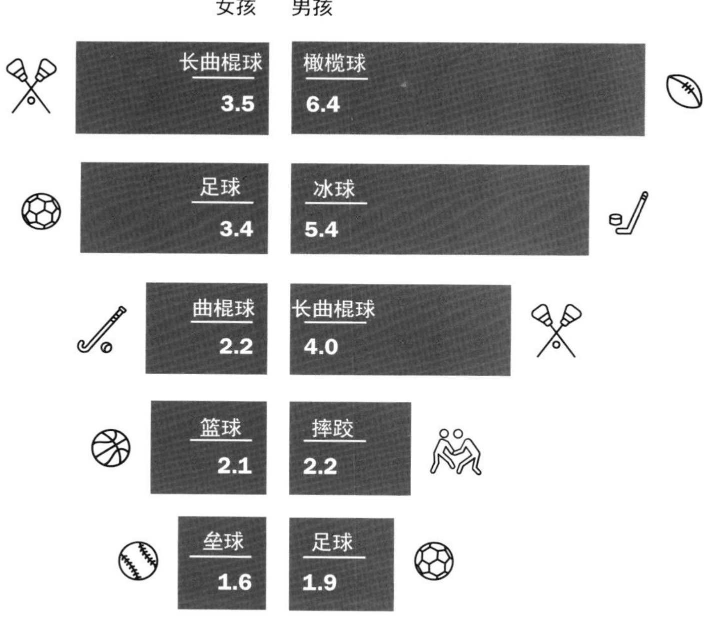

▲ 图 10–1　**2008—2010 年每 10 000 次运动，高中运动员的脑震荡率** [73]

NIH 对帕金森病的研究投入也就相对滞后了。更明显的是，全球研究基金中的美国份额也在减少 [74]。

研究帕金森病需要 NIH 注入更多的资金，也可以通过引入外部合作来把规模做大。这些工作已经开始了。2018 年，形成一种公众 – 私人的伙伴关系，以推进帕金森病的新疗法。国家卫生研究院，多家制药公司和 Michael J. Fox 基金会同意形成“加速药物伙伴关系”，在 5 年内投资 2400

万美元来确定帕金森病新的生物标志物[75]。

增加的资金可以帮助找到降低帕金森病风险的方法。首先，需要更好地了解风险本身。这些环境风险分布多广？ 如果有，什么程度的接触是安全的？我们还必须找出如何评估这些风险对人体接触的污染程度。我们能测量血液、尿液、头发、鼻子、肠道或大脑中的这些化学物质来帮助确定风险吗？ 另一个关键步骤是确定环境因素和遗传因素是如何相互作用的。那些携带某些基因突变的人当接触到某些农药，化学物质，或有头部创伤时是否得帕金森病的风险更大？这些人应该更加警惕吗？帕金森博士描述这种疾病两个世纪后，我们仍然有许多未能回答的问题，以预防这种衰竭性的疾病。

2. 对于大型制药公司，这是个很好的商机

帕金森病患者人数激增代表着巨大的需求和机会。阿尔茨海默病和帕金森病影响了至少 600 万美国人，据预测这一数字将在下一代翻一番[76]。医药公司可以通过开发帮助帕金森病患者的治疗方法来获得利润。帕金森病患者的最佳治疗机会是在 50 岁以上，那时只是部分缓解了他们严重的残疾，但关键问题是没有解决潜在的病因。因此医药公司应该尽快开发新的治疗药物。

2018 年，全球第三大制药公司辉瑞宣布，将终止阿尔兹海默病和帕金森病的药物研发[77]。随着这一宣布，辉瑞的神经研发部门裁员了 300 人。幸运的是，一种新分立的公司 Cerevel Therapeutics 成立了，以帮助推进缺乏有效疗法的帕金森病和阿尔茨海默病的治疗，更多的公司开始向神经退行性疾病回输资金[78]。该领域需要大型制药公司及医疗设备公司的更多投资，占美国生物医学研究资金的 60%[79]。

3. 捐助那些致力于重要研究和护理的组织

美国的一些组织如 Michael J.Fox 基金会和帕金森基金会以及境外的帕金森病联盟、治愈帕金森信托基金和欧洲帕金森病协会筹集了数千万美元。这笔资金能够使人们更加了解有关疾病、发现基因、确定药物靶点、测试新疗法、研发设备以及定期审批新疗法等研究方面的信息。钱是一个决定我们能走多远能走多快的制约因素。

Michael J.Fox 基金会曾经有非常大的影响。这个组织无基金截留，几乎把每年筹集的所有资金都全部捐出。自 2000 年成立以来，已在研究项目上投入了 9 亿美元。2018 年，花费了约 1 亿美元用于研究，超过 NIH 在帕金森病上花费的一半。更多的财政支持仍然至关重要，美国帕金森病协会、布赖恩·格兰特基金会、戴维斯·芬尼基金会和帕金森基金会等其他基金会一起每年花费了3000多万美元。美国帕金森病协会是最大的致力于对抗帕金森基层网络，自1961年以来其在住院服务、教育计划、公众意识努力和研究方面已经投资了近2亿美元[80]。布赖恩·格兰特基金会为帕金森病患者提供锻炼和营养资源[81]。戴维斯·芬尼基金会在美国和世界各地组织了胜利峰会以教育和激励帕金森病患者过好每一天。

帕金森基金会及其前身已经筹集了3亿多美元用于研究和护理，基金会目前在全球拥有四十多个卓越中心，为帕金森病患者提供专业护理服务[82]。美国和世界各地的更多帕金森病组织正在捐款以改善护理和推进研究。

"一毛钱行动"资助了脊髓灰质炎研究。"粉红色丝带"已经为乳腺癌筹集了数百万美元。冰桶挑战赛对肌萎缩侧索硬化也做了同样的研究[83]。我们需要类似的努力来转化帕金森病的实际进展。

4. 大声说出来

来自患者的声音才是最有说服力，最难被忽视的。帕金森病社区一直相对安静和耐心，它还没有找到针对负责，改善医疗的医生，负责科研的研究人员，负责药物开发的制药公司，以及负责公共卫生保护的立法者要求问责的途径。艾滋病社区以前和现在都是响亮而持久发声的。有时，这令人不安。其活动家甚至占领了 FDA 的大楼。然而，艾滋病社区的精神及其对变革的热情推动了进步。

也许是到了成立帕金森版本 ACT UP 的时间了。ACT UP 被定义为“一个愤怒中的致力于直接行动以结束艾滋病危机的多元化无党派的组织”，该组织的座右铭是：我们建议，我们演示，我们不再沉默 [84] 。

5. 组织

如果所有帕金森病患者涌入华盛顿特区的国家购物中心，将会超过参加总统就职典礼观众最多时的人数。如果再加上所有患者或爱他们的人，这个数字将是一种不可否认的力量。他们在哪里，哪里就是力量的所在。但必须组织起来才能有效。这里列出的和其他的所有努力将需要前所未有的热情。

对于每一个患有帕金森病的人来说，周围都有超过 100 个没有患这种疾病的人。我们需要组织的不仅仅是患者和护理伙伴，我们需要让他们的子女、兄弟姐妹、朋友、邻居、临床医生和助手都参与其中。需要听到所有人的声音。

现有许多有价值的帕金森病组织，但它们的影响和能力等各个方面还有待提高。

迪姆斯的游行，ACT UP 和为治愈而成立的 SusanG. Komen 竞赛组织都是扎根于大量的参与者和持续的行动主义者之中。这些积极的行动主义者要求那些没有这种疾病的人，特别是年青一代参与进来。这些人从更清洁的环境和战胜帕金森病方面获益最多。

三、照顾所有受影响的人

1. 更多专家的培训和临床医生的继续教育

在美国我们有足够的神经学家来治疗帕金森病患者，但几乎没有帕金森病方面的专家。帕金森病患者的后期护理团队成员对患者进行额外的培训，这种护理能满足许多患者的复杂需求，帮助改善护理并推进新疗法。随着越来越多的人患上帕金森病，也就需要越来越多的帕金森病方面的专家。Michael J.Fox 基金会和 Edmond J.Safra 基金会合作主要在美国和欧洲增加帕金森病专家的数量。帕金森基金会及其专家护理中心网络已经加入美国神经病学学会，培训更多的帕金森病神经学家。尽管做出了这些努力，但平均只有不到五十名帕金森病专家在美国接受培训。

除美国以外，特别是在中低收入国家的需求量要大得多。我们还需要许多其他专业学科的专家。帕金森病患者受益于由一组经过专门培训的专家提供的护理，包括运动手法治疗师、语言治疗师、作业治疗师。专门的帕金森护士也至关重要。

这些其他学科的具体培训由世界各地的各种组织提供，包括国际帕金森和运动障碍协会，帕金森联盟，帕金森基金会和荷兰帕金森网。但是，要确保世界各地的患者能够接触到这些专家，仍有许多工作要做。

我们还需要培训各种临床医生，让他们更熟悉帕金森病，使帕金森病可以更快地被诊断，患者更快地接受治疗。提高公众意识也有助于患者和临床医生更早地识别症状。

2. 扩大获得护理的机会

今天，我们未能采取适当措施来护理帕金森病患者。现已提供的护理方式仅限于少数幸运者，对患者及其照顾者来说负担也过重。我们能够做得更好，也必须做得更好。

荷兰的帕金森网是专门针对帕金森病专家的训练网络，为如何提高专家治疗水平及让帕金森病患者获得护理机会提供了一个很好的示范[85]。这种模式现在正扩展到欧洲，甚至美国和其他国家，但并非所有国家都可用。现在也正在形成其他更好地照顾患者的方法。例如，佛罗里达大学的“服务与科学”中心，由我们的作者之一 Michael Okun 博士领导，为患者提供一站式服务——在同一地点同时接受医疗护理、援助及参与临床研究[86]。

另一个例子是 ECHO 项目，调动远程专家训练当地医生。尽管这一项目花费低，有利于当地发展，但目前大多数保险公司都不支付[87]。

3. 推动改变健康保险和医疗保险

健康保险公司和医疗保险公司决定他们愿意为哪些服务提供保险，这决定了患者接受什么样的护理。对于帕金森病患者来说，医疗保险将支付机构（医院和疗养院）的治疗费用，但很少涉及家庭护理。事实上大多数人宁愿待在自己家里，因为家庭治疗要便宜得多。

确保医疗保险政策符合其受益人利益的一个办法是扩大仅有医生的顾问委员会，应将患者也纳入其中。给他们一个发言权，这样做法将有助于确保医疗保险的财政激励措施与那些最获益人的利益更加一致。帕金森病需要在一张餐桌上吃饭，平等对待。

4. 使帕金森病患者能够在家生活

一些服务可以帮助患者住在家里，推迟或尽量减少对疗养院的需求。

第一种是家庭电话，可以亲自或通过视频会议进行。另一个是由帕金森训练有素的治疗师教授指导的家庭锻炼计划项目，可以改善帕金森病患者的功能。例如，人们现在可以在家里骑一辆固定的自行车，由运动教练远程监督[88]。第三个是一个新项目，派遣一个护士、一个职业治疗师和一个杂工到老年人的家。他们提供辅助设备，维修和改造房屋。这种简单的干预可以减少抑郁症，增加老年人的独立性[89]。广泛采用类似计划的突出障碍是缺乏医疗保险和医疗补助报销。如果我们能改变政策，将节省成本数十亿美元，解救数百万人的生命。

随着晚期帕金森病患者的增多，对此类项目的需求只会增长。目前，200 万居家的医疗保险受益人，他们离家的时间比一周一次还少，往往每周只去看一次医生。在这 200 万人中，有数以万计的人可能患有帕金森病[90]。对于居家人，医疗费用可由家庭医疗保险负担；规则是复杂的，照顾并不总是涵盖所需的服务。

然而，对于绝大多数不居家的帕金森病患者来说，医疗保险的覆盖面有限。配偶和其他亲人不得不结束工作来完成艰巨而有压力的工作[91]。

5. 用新技术增加获得护理的机会

虽然大多数人缺乏直接接触到全球神经科医生的机会，但他们中 90% 的人拥有手机，70% 的人拥有智能手机[92]。因为即使在低收入国家，手机拥有量也很高，这些设备可以帮助延伸治疗。这种远程的支持技术通过远程视频医疗项目可以将服务扩展到几乎在任何地方需要治疗的帕金森病患者。印度已经实现了这种治疗方式，医生通过智能手机给帕金森病患者看病。

在不久的将来，智能手机及其嵌入式传感器将促进远程诊断和监控[93]。有传输功能的类似设备正在改变治疗方式。

四、使用有效的方法治疗帕金森病

1. 更大范围地应用多巴胺替代疗法

虽然在高收入国家，左旋多巴价格低廉，但基础设施和官僚主义问题使这种仿制药无法覆盖到世界许多地区的患者。世界卫生组织将左旋多巴列入其基本药物清单，但仅限于高收入国家[94]。这是没有理由的。乔治·布什总统支持向非洲人民提供艾滋病药物，尽管这些药物远比简单的多巴胺替代品更昂贵。我们需要类似左旋多巴的领导作用。

2. 参与临床试验

有希望的帕金森病疗法正在酝酿之中。然而，所有这些疗法都需要在临床试验中进行大量的评估，近 80% 的研究失败是因为帕金森病患者入组人数不够[95]。如果没有大量的帕金森病患者热情的参与，我们不可能接触到更好的疗法或找到治愈的方法。

我们应该在临床试验开始之前设法确定可能合格的受试者。社区可以通过报名参加来完成这个工作，为了观察性科研研究项目，如在基因导向试验开始之前，必须跟踪基因突变的个体。其他资源，如福克斯试验查找器，可以很容易地查找到适合参与临床研究的帕金森病患者[96]。临床试验注册的速度越快，完成得越快，知道结果就越快，离我们得到新疗法就越接近。

3. 把科学研究带到患者中

临床试验取决于那些愿意贡献时间和精力，分享生物学标本，使他们自己暴露在已知和未知的健康风险中的人。然而，这些志愿者参与研究项目也给他们带来了往返交通的负担。我们可以倒置这个模式，把研究带到参与者的身旁。这样做将会减轻那些已经与帕金森病搏斗的患者的思想压力，科学将会受益。

目前，只有 10% 的帕金森病患者参与研究。如果将覆盖面扩大到更多的人，就会提高结果的可靠性，最终使更多的人受益 [97]。参与者人数越大，证据就越有力。早期的研究表明，人们对使用新方法的研究感兴趣。一项允许人们在智能手机上注册的研究招收了 15 000 名参与者，包括来自每个州的人 [98]。这是一个巨大的数字，因为参与者不必去任何地方就可以参加研究。最近，Michael J.Fox 基金会创建了一个叫“Fox 洞察”的在线研究平台，使个人无须离家就能参与研究 [99]。迄今为止，已登记了 4 万多人。

4. 对有早期疾病症状和高风险的人群进行研究

当诊断为帕金森病的时候，大部分脑损伤已经完成——大脑中 2/3 产生多巴胺的神经细胞已经丢失。我们需要研究早期的帕金森病患者。这对于了解这种疾病在最初阶段的进展以及可能阻止疾病的方法至关重要。

我们应该接触那些有早期症状比如嗅觉的丧失，但是还没有被诊断的人。国际帕金森运动障碍协会已经研发出一种工具，可以帮助识别这些个体 [100]。我们还可以研究那些由于遗传因素或环境暴露而处于高风险的人群，有一些工作已经开始，我们对疾病的认识主要来源于更多早期帕金森病患者的参与。

5. 提供帕金森药物的合理定价

在欧洲，政府机构根据其价值支付治疗费用[101]。我们也应该把价格与疗效捆绑在一起。例如，癌症的新模式开始出现，要求保险公司只有在患者对治疗做出反应时，才支付昂贵的药物费用[102]。

虽然高收入国家也许能够负担得起昂贵的疗法，但中低收入国家则无法负担。对于其中一些国家来说，价格可能低于制造药物的成本。这种对艾滋病病毒 / 艾滋病患者的方法拯救了数百万人的生命，而且总的来说，为制药公司赚了数十亿美元。也可以为帕金森病开发类似的模式[103]。

这些行动是可以实现的。多数药几乎没有成本，如果有的话，也是很少的成本。都有巨大的好处。如果我们按照这种对策，在最后几十年患衰弱性疾病，或者花费几年来照顾帕金森病患者的人数会越来越少。

※ ※ ※

在很大程度上，帕金森病也许是人为的。农药、化学品、空气污染、头部创伤和缺乏锻炼都助长了发病率的上升，使我们所有人都处于危险之中。正如人类在 19 世纪和

20 世纪为帕金森病的出现做了贡献一样，我们现在可以努力根除这种疾病。

前几代人已经消灭了天花和小儿麻痹症等传染病。因此，我们不再害怕甚至去想这些病毒造成的伤疤、瘫痪和死亡。

此后，我们一直在战斗。上一代人最大的医学进步，就是将艾滋病病毒 / 艾滋病从未知、致命的疾病变成可预防和治疗的疾病。这种转变并不容易，过去这是永远也不可能的事情，但是我们现在知道了这是可能的，我们知道需要做什么。人们必须抛弃现状、结束沉默，行动起来。

现在，我们要对帕金森病做同样的事。如果我们成功了，子孙后代就不必面对帕金森病带来的困难和残疾。如果我们失败了，一场不必要的大流行将是我们的遗产。

我们的故事会是什么？

（王艺璇　靳昭辉　译）

第 11 章　解读行动处方

A Prescription for Action

荷兰一位患有帕金森病的著名园艺家 J.W.S.van der Wereld，将红白相间的郁金香命名为“James Parkinson 博士”郁金香。

如今这种郁金香被视为一种国际象征，代表着在全社会世界范围内消除帕金森病的期望与乐观态度。

帕金森病是世界上患病数量增长速度最快的神经疾病

我们能够战胜它

以下措施构成了有助于战胜帕金森病的 PACT。

- 预防（prevent）
- 倡导（advocate）
- 照护（care）
- 治疗（treat）

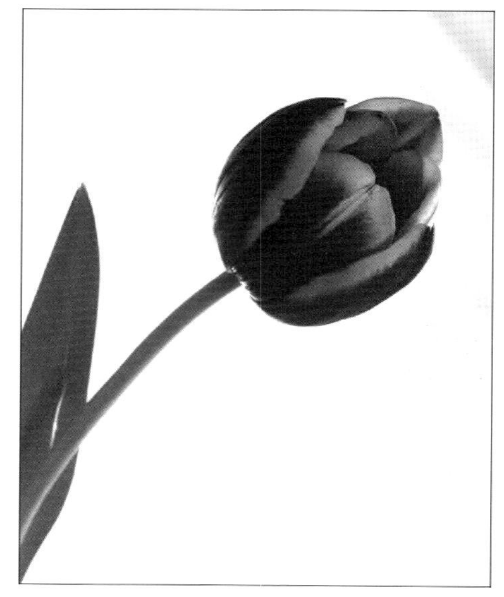

一、帕金森病的预防

1. 禁用百草枯和三氯乙烯

联系现任的美国环保局官员 Andrew Wheeler，请他下令禁止使用百草枯杀虫剂和三氯乙烯化学物质。

邮箱地址　WHEELER.ANDREW@EPA.GOV

联系电话　（202）564–4700

2. 饮用纯净水

检测饮用水的水质，特别是当您饮用井水

使用滤水器来减少接触化学物质的风险

环保局安全饮水热线　（800）426–4791

环保局私人水井网站　EPA.GOV/PRIVATEWELLS/

3. 呼吸新鲜空气

查看居住位置是否在三氯乙烯污染点附近并检测周围空气质量

了解附近的有毒废物填埋场的位置

EPA.GOV/SUPERFUND/SEARCH–SUPERFUND–SITES–WHERE–YOU–LIVE

有关室内空气质量的问题，请与环保局联系

EPA.GOV/VAPORINTRUSION

4. 健康饮食

避免食物中的污染物。彻底清洗可能被与帕金森发病有关的杀虫剂污染的食物，并考虑食用有机食物。

了解更多有关农产品中杀虫剂的信息

EWG.ORG/FOODNEWS

5. 降低工作中的风险

避免工作时接触有害物品。如果工作中可能接触杀虫剂、三氯乙烯或其他有害化学品，请佩戴口罩，手套和穿好防护服。

国家农药中心网址

NPIC.ORST.EDU/REG/WPS.HTML

国家农药中心热线

（800）858–7378

6. 适量运动，规律饮食，饮用咖啡

积极锻炼，采用地中海饮食，摄入适量咖啡因

7. 避免有高风险脑震荡的活动

参加此类活动时请戴上防护头盔

二、帕金森病的宣教活动

1. 打电话给代理人以争取更多的资金支持

请代理人和参议员加入两党国会帕金森病核心小组。告诉他们要增加国家卫生研究院对帕金森病研究资助，以减轻日益增加的负担。

访问帕金森病核心小组网站

PARKINSONSCAUCUS.ORG

2. 分享您的故事

寻找并参加帕金森病线上或线下支持小组

美国帕金森病协会分会以及信息参考中心

APDAPARKINSON.ORG/COMMUNITY

DAVIS PHINNEY“胜利时刻”基金®

DAVISPHINNEYFOUNDATION.ORG/GET-CONNECTED/MOMENTS-OF-VICTORY/

Facebook 群

- 关于帕金森病的一切
- 帕金森病患者的生活
- 帕金森病社区
- 帕金森病伙伴
- 助她更强：对抗帕金森病的女性
- 帕金森病经验支持小组

帕金森病基金会分会

PARKINSON.ORG/CHAPTERS

3. 保持联系

注册以接收政策通知和更新

网站　ADVOCATE.MICHAELJFOX.ORG

4. 支持研究工作

为帕金森病组织捐款或贡献您的时间，由研究机构承担责任。

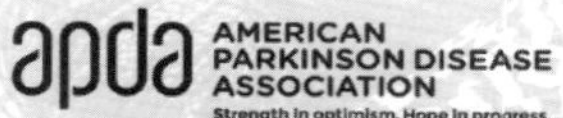

美国帕金森病协会

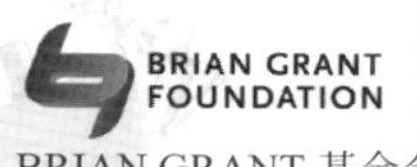

BRIAN GRANT 基金会

The Cure Parkinson's Trust

帕金森病治愈信托基金

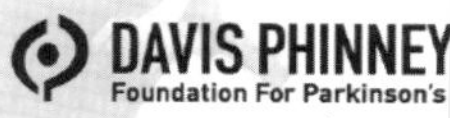

DAVIS PHINNEY 帕金森病基金会

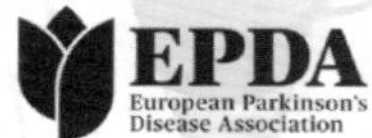

欧洲帕金森病联盟

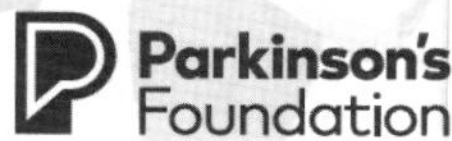

帕金森病基金会

PARKINSON'S UK
CHANGE ATTITUDES.
FIND A CURE.
JOIN US.

帕金森－英国

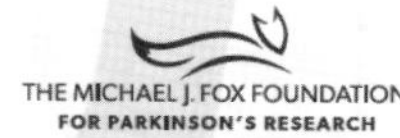

MICHAEL J.FOX 基金会

还有很多很优秀的组织……

三、帕金森病患者的护理

1. 到访一个卓越的医学中心

接受帕金森医学中心专业的护理

美国帕金森病协会高级中心

APDAPARKINSON.ORG/RESEARCH/ADVANCED-CENTERS/

卓越网络帕金森病基金中心

PARKINSON.ORG/SEARCH

2. 接受想要的护理

联系现任公共卫生服务部秘书 Alex Azar，让他在决定如何花费医疗保险时考虑患者的意见。

邮箱　SECRETARY@HHS.GOV

或 ALEX.AZAR@HHS.GOV

3. 扩大医疗保险对远程医疗的覆盖范围

让代表或参议员做临时的改变，扩大远程医疗的医疗保险覆盖范围。您也可以联系现任医疗保险和医疗补助服务中心的管理者 Seema Verma。

邮箱　SEEMA.VERMA@CMS.HHS.GOV

推特　@SEEMACMS

4. 了解更多关于帕金森病的内容

观看有关帕金森病电视剧并浏览我们的网站资源

DAVIS PHINNEY 基金会博客和网站

DAVISPHINNEYFOUNDATION.ORG/BLOG/

MICHAEL J. FOX 基金网络研讨会

MICHAELJFOX.ORG/WEBINARS

帕金森基金会图书馆

PARKINSON.ORG/LIBRARY

帕金森网

PARKINSONNET.COM

帕金森电视台

PARKINSONTV.ORG

英国帕金森病支持中心

PARKINSON.ORG.UK/INFORMATION–AND–SUPPORT

四、帕金森病的治疗

1. 加入临床研究项目

参加新疗法的临床试验

临床实验注册登记

CLINICALTRIALS.GOV

FOX 试验项目搜索器

FOXTRIALFINDER.MICHAELJFOX.ORG

帕金森病的未来（荷兰）

PARKINSONNEXT.NL

英国帕金森病参与中心

WWW.PARKINSON.ORG.UK/RESEARCH/TAKE–PART–RESEARCH

2. 考虑家族史

和医生与基因顾问交流基因检测的利弊

寻找基因顾问

NSGC.ORG/PAGE/FIND–A–GENETIC–COUNSELOR

帕金森病基因研究基金会

PARKINSON.ORG/PDGENERATION

3. 在家中参与研究

参加线上的临床研究

FOX 视界

FOXINSIGHT.MICHAELJFOX.ORG

“所有人”研究计划

JOINALLOFUS.ORG

（秦　艺　刘爱贤　译）

第 12 章　相关资源介绍

Resources

有关帕金森病最新的情况，额外的资源，和宣传资料，访问网站 endingPD.org

欢迎您的反馈 info@endingPD.org

一、预防

1. 土地

农业杀虫剂使用

water.usgs.gov/nawqa/pnsp/usage/maps

浏览百草枯使用地图

公共环境监察中心

cpeo.org

有毒废物填埋场

epa.gov/superfund

有毒有害物质地图 –2019 年被删除

toxmap.nlm.nih.gov/toxmap

浏览三氯乙烯污染点

2. 水源

自来水污染问题

ewg.org/tapwater

输入您的邮政编码查询

3. 锻炼

美国帕金森病联合会资源中心运动求助热线

（888）606–1688

rehab@bu.edu

燃脂运动

burnalong.com

帕金森病舞蹈疗法

danceforparkinsons.org

Davis Phinney 帕金森基金会运动要领视频

davisphinneyfoundation.org/resources/parkinsons–exercise–essentials

英国帕金森病运动推荐

Parkinsons.org.uk/information-and-support/exercise

稳健拳击

rocksteadyboxing.org

110 健身

110 fitness.org

帕金森运动实验室

pdmovementlab.com

二、宣传

1. 法律支持

Michael J.Fox 基金会宣传工具

michaeljfox.org/policy

2. 资金支持

国家卫生研究所按疾病类别划分的资金

report.nih.gov/categorical_spending.aspx

3. 合作支持

英国帕金森病支持

parkinsons.org.uk/get-involved/

join-ourcampaigns-network-today

联系 Davis Phinney 基金会大使

davisphinneyfoundation.org/resources/ambassadors/

国际帕金森病协会

worldpdcongress.org

wpc 2022.org

国际帕金森病联盟

worldpdcoalition.org

三、护理

1. 求助热线

美国帕金森病协会

1（800）223-2732

apda@apdaparkinson.org

apdaparkinson.org

帕金森病基金会

（800）4PD-INFO

helpline@parkinson.org

parkinson.org

加拿大帕金森病协会

1（800）565–3000

info@parkinson.ca

英国帕金森协会

0808–800–003

Parkinsons.org.uk

2. 基金会

美国帕金森病协会

apdaparkinson.org

Brian Grant 基金会

briangrant.org

帕金森病治愈信托基金

cureparkinsons.org.uk

Davis Phinney 基金会

davisphinneyfoundation.org

荷兰帕金森病协会

parkinson–vereniging.nl

欧洲帕金森病协会

epda.eu.com

Michael J. Fox 基金会

michaeljfox.org

帕金森病 – 澳大利亚

parkinsons.org.au

帕金森病基金会

parkinson.org

帕金森网

parkinsonnet.com

帕金森病 – 英国

parkinsons.org.uk

舞动澳大利亚基金会

shakeitup.org.au

帕金森病 – 加拿大

parkinson.ca

新斯科舍帕金森病协会

parkinsonsocietynovascotia.com

全球其他基金会

movementdisorders.org/MDS/Resources/Helpful-Links.htm

3. 教育

美国帕金森病协会运动训练

apdaparkinson.org/pd–fitness–training/

美国帕金森病协会发行刊物

apdaparkinson.org/resources–support/download–publications

每一次胜利都很重要手册

davisphinneyfoundation.org/resources/every–victory–counts–2017

Michael J.Fox 基金网络研讨会

michaeljfox.org/webinars

帕金森病基金网络研讨会

parkinson.org/expert–care/Professional–Education/Webinars

帕金森电视台

parkinsontv.org

帕金森病生活

parkylife.com

帕金森病治疗：10 个有关快乐生活的秘密，作者 Michael S. Okun

在亚马逊和巴诺可以买到

帕金森基金会图书馆，播客与网络研讨会

parkinson.org/library

parkinson.org/podcasts

parkinson.org/webinars

4. 培训

帕金森学术

parkinsonsacademy.org

帕金森网

parkinsonnet.info

5. 专家

佛罗里达帕金森基金卓越中心

movementdisorders.ufhealth.org/for-patients/clinics/parkinsons-disease-center-of-excellence/

纽约帕金森病护理

pdcny.org

帕金森病基金会卓越中心

parkinson.org/search

帕金森医疗服务引擎（荷兰）

parkinsonzorgzoeker.nl

帕金森病研究、教育和临床医学中心 位于美国退伍军人人事部

parkinsons.va.gov/New_Front_Page.asp

四、治疗

1. 科学

《帕金森病治疗的十大突破》 作者 Michael S. Okun

在亚马逊和巴诺上可购买

《头脑风暴》 作者 Jon Palfreman

在亚马逊和巴诺上可购买

国际帕金森病与运动障碍协会

movementdisorders.org/MDS.htm

帕金森基金会科学新闻

parkinson.org/blog

帕金森病科学博客

scienceofparkinsons.com

罗彻斯特大学研究生处

neurologyregistry.org

罗彻斯特大学 PARK 研究

parktest.net

2. 研究

临床试验

clinicaltrials.gov

FOX 视界

foxinsight.org

Fox 试验搜索

foxtrialfinder.michaeljfox.org

Morris K. Udall 帕金森病研究卓越中心

ninds.nih.gov/current-research/focus-research/focus-parkinsons-disease/udall-centers

智能手机应用程序 mPower

parkinsonmpower.org

帕金森病未来（荷兰）

parkinsonnext.nl

英国帕金森病研究中心

parkinsons.org.uk/research/take-part-research

（秦　艺　刘爱贤　译）

附录　术语简述与缩略语

Terms and Abbreviations

一、术语简述

α- 突触核蛋白（**alpha-synuclein**）：一种在帕金森病患者体内发生错误折叠或改变的蛋白质。错误折叠的蛋白质在神经细胞中形成团块并可能导致神经细胞死亡。

多巴胺（**dopamine**）：一种由帕金森病影响脑区的神经细胞释放的化学物质。

左旋多巴（**levodopa**）：一种可以转化为多巴胺的药物，是治疗帕金森病的一种高效药物。

路易小体（**lewy bodies**）：帕金森病患者大脑中发现的错误折叠 α- 突触核蛋白和其他蛋白质团块。

LRRK2：一种为大脑和身体其他部位的蛋白质编码或发出构建指令的特定基因。该基因突变是导致帕金森病最常见的遗传原因。

线粒体（**mitochondria**）：细胞中产生能量的部分，在帕金森病中因杀虫剂作用受到损伤。

MPTP：是一种人造海洛因中的杂质。该物质会杀死产生多巴胺的神经细胞，并导致一些海洛因使用者患上帕金森症状。

神经递质（**neurotransmitter**）：神经细胞末梢释放的一种化学物质，能使细胞之间进行信息传递。

帕金森综合征（**parkinsonism**）：对引起震颤、动作迟缓、僵硬和不平衡的任何综合征的总称。这种情况有很多病因，包括帕金森病、某些药物不良反应和其他疾病。

杀虫剂（**pesticide**）：用于预防、消灭、驱赶或减少有害之物的物质，包括除草剂（用于杂草）、杀虫药（用于昆虫）和杀真菌剂（用于真菌类）等化学物质。

黑质（**substantia nigra**）：一个字面意思是“黑色物质”的拉丁语短语。它指的是大脑中含有产生色素多巴胺的神经细胞的一个小区域，该区域在帕金森病患者中受损。

二、缩略语

EPA　US Environmental Protection Agency

	美国环境保护局
FDA	US Food and Drug Administration 美国食品和药品监督管理局
NIH	US National Institutes of Health 美国国立卫生研究院
TCE	Trichloroethylene, a chemical that has been linked to Parkinson's disease 三氯乙烯（一种与帕金森病有关的化学物质）

（苏　源　席家宁　译）

声 明

Disclosures

我们三人均是科学研究者，同时也是临床医生，我们在赞助者的赞助与支持下完成了多项工作。除此之外，我们也担任多家参与帕金森病宣传、医疗、教育与研究公司与组织的顾问。毫无疑问，这些社会关系影响了我们的观念。我们力争在编写《战胜帕金森病》一书时将潜在的偏倚最小化。为了公开化，将在此披露自 2017 年以来我们的公共关系。

Ray Dorsey 曾担任多家组织的顾问，包括 Abbott、AbbVie、American Well、Biogen、Clintrex、DeciBio、Denali Therapeutics、Glaxo SmithKline、Grand Rounds、Huntington Study Group、Mednick Associates、Michael J. Fox Foundation、Neurocrine、Olson Research Group、Origent、Pear Therapeutics、Prilenia、Putnam Associates、Roche、Sanofi、Sunovion Pharmaceuticals、Voyager Therapeutics。他

还获得了以下组织的资助或研究支持、分别为：AbbVie、Acadia Pharmaceuticals、AMC Health、Biogen、Biosensics、Burroughs Wellcome Fund、Duke University、Food and Drug Administration、Greater Rochester Health Foundation、Huntington Study Group、Michael J. Fox Foundation、NIH、Nuredis Pharmaceuticals、Patient-Centered Outcomes Research Institute、Pfizer、Safra Foundation、Sage Bionetworks 和 the University of California，Irvine。他在卡格出版社担任《数字生物标记》期刊编辑时获得了报酬。他拥有 Grand Rounds（第二意见服务机构）的所有权。

Michael Okun 担任帕金森病基金会的医务主任，也是《美国医学会杂志 - 神经病学》和《新英格兰医学期刊 - 神经病学观察》的副主编。他收到了 Bachmann-Strauss 基金会、Michael J. Fox 基金会、美国国立卫生研究院（NIH）、帕金森联盟、帕金森基金会、Smallwood 基金会、美国 Tourette 协会和 UF 基金会的资助。他主导的脑深部电刺激研究得到了美国国立卫生研究院的两项资助（R01NR014852 和 R01NS096008），他同时也是现任美国国立卫生研究院职业发展奖的导师委员会成员。他还收到了 Amazon、Books4Patients、Cambridge、Demos、Manson 和 Smash words 出版的有关帕金森病和其他运动障碍书籍的版税。他参加过医学继续教育活动和其他有关运动障碍的教育活动，均由美国神经病学学会、Henry Stewart、国际帕金森病和运动障碍学会、MedEdicus、Mednet、PeerView、Prime、QuantiaMD、Vanderbilt 大学和 WebMD/Med scape 赞助举办。Florida 大学的 Okun 博士牵头进行的科研项目获得了来自 Abbott，AbbVie，Allergan，Boston Scientific 和 Medtronic 的资助。他还以调查员的身份参加了美国国立卫生研究院、基金会和行业赞助的一些临床试验，但未收酬金。

Bas Bloem 曾因在 AbbVie、Biogen、UCB、Walk with Path 和 Zambon 的科学咨询委员会中任职而获得荣誉。他曾在 AbbVie、Bial、GE 医疗、Roche 和 Zambon 等会议上受邀发言，并获得了荷兰科学研究组织、Michael J. Fox 基金会、UCB、AbbVie、帕金森基金会、荷兰脑基金会、荷兰帕金森基金会、帕金森病基金会、Verily Life Sciences、Horizon 2020、顶级生命科学与健康学会以及帕金森病协会的资金支持。

Todd Sherer 没有需要披露的内容。

（秦 艺 方伯言 译）

致 谢
Acknowledgments

Ending Parkinson's Disease：*A Prescription for Action* 一书是团队努力的成果。四位作者在审稿人、专家、读者和机构的支持下，才使得本书顺利出版。我们感谢他们的支持。对于未能在此提及的支持者致以诚挚的歉意，期待当面致谢并在我们的网站上表达谢意（www.endingPD.org）。

许多人都为这本书的编写分享了他们的故事，包括 Jay Alberts、Kevin Biglan、Trudy Bloem、Clifford Boothe、Eric Caine、Jimmy Choi、Lucien Côté、Scott DeHollander、Bob Dein、John Dorsey、Frida Falcon、Marcus Falcon、Lori Lou Freshwater、Danny Fromm、Don Gash、Jason Harvey、Jane Horton、Lyndsey Isaacs、Myra Kooy、Hyam Kramer、Alan Leffler、Max Little、Terri McGrath、Patti Meese、Eli Pollard、Judy Rosner、Jonathan Silver stein、Richard Stewart、Chuck Vandenberg、Bob van Gelder、Guy Wilcox，以及很多我们没有提到的名字。他们的贡献赋予了本书

生命。

为了确保此书内容的准确性，我们邀请来自各学科的许多朋友、同事和专家来审查我们的工作或提出建议。其中一些是这本书中所列研究的作者。我们感谢 Roy Alcalay、Alberto Ascherio、James Beck、Karen Berger、Gretchen Birbeck、Cynthia Boyd、Heiko Braak、Honglei Chen、Nabila Dahodwala、Polly Dawkins、Alexis Elbaz、Victor Fuchs、Rebecca Gilbert、Tim Greenamyre、Christine Hay、Karl Kieburtz、Allison Kurian、Samantha King、William Langston、John Lehr、Hamilton “Chip” Moses、Marten Munneke、Jon Palfreman、Leilani Pearl、Bart Post、Briana Rae、Deborah Slechta、Katrina Smith Korfmacher、Sara Riggare、Ira Shoulson、Lenny Siegel、Caroline Tanner、Allison Willis 等人。虽然不是所有人都同意我们得出的结论，但他们都提供了宝贵的指导，并为这本书的编写增添了严谨性。

我们感谢美国环境保护署提供了受三氯乙烯污染的有毒废物填埋场的数据。

Ending Parkinson's Disease：*A Prescription for Action* 一书也受益于来自帕金森病社区内外无数读者的批判性评论。他们有足够的耐心费劲地阅读了更具技术性的早

期草稿，因此在你阅读时就变得容易了。我们感激 Jeffrey Alexis、Paul Cannon、Robert Cohen、Steve DeMello、Chris Hartman、Chad Heatwole、Jeff Hoffman、Dan Kinel、John Markman、Victor Poleshuck、Rich Simone、Pamela Quinn 和 Mark Zupan 的贡献，他们都慷慨地付出了自己的时间，阐明了独到的见解。

在我们这个庞大的机构里，人才济济。我们一起创作、编辑、研究、参考、描述和制订政策建议，这对本书来说意义非凡。我们感谢罗切斯特大学的 Olivia Brumfield、Gerardo Torres Davila、Alistair Glidden、Reenie Marcello、Taylor Myers、Karen Rabinowitz、Kelsey Spear、Anna Stevenson、Emma Waddell 和 Ellen Wagner；感谢 Brand & Butter 的 Bryan Ingram 和 Monica Piraino；感谢 Michael J. Fox 基金会的 Krishna Knabe、Maggie McGuire Kuhl 和 David Lubitz；感谢佛罗里达大学的 Polly Glattli、Melissa Himes、Leilani Johnson、Shuri Pass 和 A. J. Yarbrough；感谢荷兰奈梅根的拉德布大学医学中心的 Hanneke Kalf、Maarten Nijkrake 和 Ingrid Sturkenboom。Gerardo、Emma 和 Ellen 整理了无数的草稿，合并了成百上千篇参考文献，提升了这本书的视觉效果，我们特别感谢他们三位所做的一切。

Ray Dorsey 感谢罗切斯特大学给予的假期让他得以完成本书，并感谢已故的 David M. Levy 和他的家人、The King 家族以及其他人的慷慨相助；感谢健康技术中心的同事们在他写作时给予的耐心指导，以及主席 Robert Holloway 博士 15 年来的不懈支持；感谢国家神经疾病研究所资助了一所 Udall 中心（授予 P50NS108676）用于研发新的方法来加速帕金森病的研究。研究中心的名字是为了纪念国会议员 Morris K. Udall，他在国会工作了 30 年，包括在他被诊断出患有帕金森病后的最后 12 年。

Todd Sherer 感谢 Michael J. Fox 基金会的所有支持者，感谢他们致力于寻找治疗帕金森病的方法；感谢 Michael J. Fox 基金会董事会、患者委员会和科学顾问的建议和奉献精神。他特别要感谢基金会的合作者，Michael J. Fox 和 Deborah Brooks，感谢他们代表帕金森社区所做的一切及带领开发帕金森病的新疗法。在这个基金会中，他感谢同事 Sohini Chowdhury、Brian Fiske、Mark Frasier 和 Holly Teichholz 长期以来的帮助，他们在过去十年半的时间里花了无数时间来改善帕金森病患者的生活质量。

Michael Okun 感谢 Kelly Foote 和其神经外科团队、Nick McFarland 及运动障碍神经学团队，Lisa Warren 和其康复团队、草药病房、Dawn Bowers 和其精神病学和神经心理学团队，以及 Karen Hegland 和其言语吞咽团队。没有跨学科小组的合作和支持，这本书的编写不可能完成。

Bas Bloem 感谢 Radboud 大学医学中心的帕金森和运动障碍专家中心团队的每一个人；特别要感谢的是 Marten Munneke，他是 Nijmegen 团队中所有帕金森病疗法创新源的起点。非常感谢神经科的医生们（Rianne Esselink、Rick Helmich、Bart Post、Peter Praamstra、Suzanne ten Holter、Hanneke Thoonsen、Monique Timmer 和 Bart van de Warrenburg）、帕金森病的护理专家（Jacqueline Deenen、Anke Elbers、Hendriette Faassen、Chyntia Geutjes、Martha Huvenaars、Myriam Koster 和 Berna Rood）及其他多学科临床团队的所有成员，他们每天坚持不懈地工作，为帕金森病患者及其家人提供尽可能高的生活质量。最后要感谢的是荷兰帕金森网络公司的负责人 Mark Tiemessen 和领导帕金森网络国际团队的 Lonneke Rompen 和 Sanne Bouwman。

Aspen Words 团队让本书获益匪浅。他们的成员（Adrienne Brodeur 和 Marie Chan）、教师（Helen Schulman）、代理商、出版商及优秀的作家同事（特别是 Jeff Hoffman）促进了本书的发行。

很幸运，在代理商和出版商共同的帮助下，本书与读者见面了。感谢 Gail Ross、Dara Kaye 及 Ross Yoon 经纪公司团队在整个过程中对我们所有人的耐心指导和全力支持，我们中的大多数人都是第一次出书。他们为我们引荐了公共事务管理方面优秀的团队，包括帮助我们完成本书的 Colleen Lawrie 和 Clive Priddle。他们得到了 Miguel Cervantes、Lindsay Fradkoff、Brooke Parsons、Brynn Warriner 和同事们的支持。

我们也得到了杰出的编辑们的帮助，这使我们的学术性文章更容易为读者所接受。Sara LaJeunesse 与 Susannah Meadows 帮助我们修改措辞。六个星期以来，这位曾在 Newsweek 工作并著有 The Other Side of Impossible 的 Susannah，对每一句话都至少进行了两次编辑。她极力追求清晰深入的视野、新闻标准、更丰富的细节和可读性强的文章。期望我们是成功的。

没有以下三方的帮助和支持，*Ending Parkinson's Disease*：*A Prescription for Action* 一书是不可能完成的。首先是帕金森病患者。患者和家庭在应对这种衰竭性疾病时令人印象深刻的表现是教育和激励人们的永不枯竭的源泉。总的来说，缪斯女神在各个方面鼓舞我们写下这本书。虽然我们把大部分的训练和职业生涯都花在了这种疾病和相关的症状上，但我们当中没有一个人患有帕金森病，没有经历过颤抖、思维迟钝、声音嘶哑或者独立生活能力受损。

同样，我们也没有像患者一样接受护理人员的日常生活帮助。这种缺乏个人经历的情况严重地限制了我们对患者的理解和体谅。在这本书中，我们希望能为帕金森病患者提供一个发声平台。

这本书还有赖于社区帕金森病研究人员、临床医生和多学科护理团队的支持。我们站在科学和医学巨擘的肩膀上，是他们对帕金森病的特征、病因进行了鉴定并开创了治疗方法。我们还从多学科的临床领导者那里受到启发，他们发明了更好的治疗方法，满足了帕金森病患者的需求。他们的贡献使我们能够找到更好的治疗方法，本书也对其中一部分进行了详细的介绍。这些科学家和临床医生默默工作了几十年，他们的日积月累造就了书中的许多想法。这本书的面世有他们的功劳，向他们致以真诚的感谢。

最后，感谢朋友和家人的鼓励。我们自身的状态和工作情况深受周围环境影响。家人给予我们最诚实和最有帮助的评价，让我们拥有充足的写作时间，并给予我们无限支持。可以肯定地说，他们也是抗帕战士。我们向他们所有人致以无限的感激，特别是我们的爱人 Zena、Kelly、Leslie 和 Inge。我们爱你们。

（秦　艺　方伯言　译）

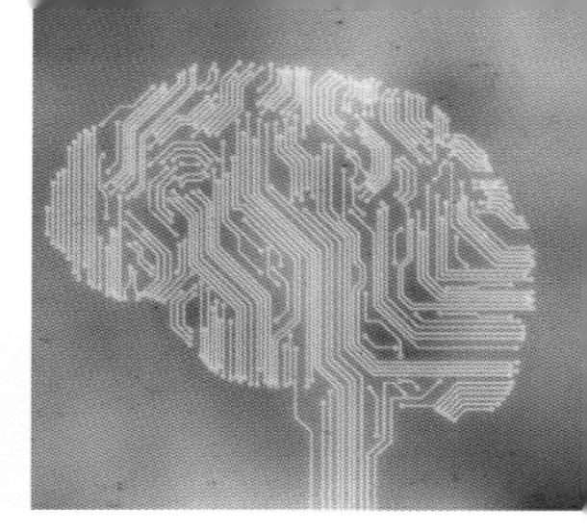

患者寄语

作为一名帕金森病患者，我很高兴受到译者团队的邀请，参与本书的校译工作，进而有机会先睹为快。感谢原著者为我们提供这样一部富有深刻内涵的好书，也感谢首都医科大学附属北京康复医院帕金森医学中心引进翻译本书，在此愿将自己的感受与广大读者分享。

众所周知，帕金森病是一种退行性疾病，治愈帕金森病目前仍是世界性难题。原著者从不同层面、多视角回顾了自1817年以来人类抗击帕金森病的历史，既敲响了疾病大流行的警钟，又开启了战胜帕金森病的新历程。大量客观翔实的数据和各类可供借鉴的案例，为人类战胜帕金森病开具了一张最有效的行动处方——PACT（预防、倡导、照护和治疗）。我在翻译审校过程中，不禁被原著者的科学精神所折服，作为读者被书中故事深深感动，作为患者更从中看到了希望。毫无疑问，多渠道筹资、有毒物质治理、科研投入、医保政策完善、医师队伍壮大、医护体系到家、帕金森病远程服务等举措都为人类抗击帕金森病提供了强有力的保证。其预防和行动的理念更是从社会学和国家治理层面上，切中了问题的要害，这一切在当前国情之下更具现实意义。多年来，我国在抗击帕金森病领域成就斐然，尤其在传统医学的引入和远程医疗的探索、帕金森病患友顽强抗击帕金森病的生动事例及抗击新冠病毒的经验方面，在一定程度上也为本书提供了佐证。因此，我们有理由相信，依照书中良方，国内数以百万计的帕金森病患者一定会得到更好的救助，帕金森病的预防也将取得突破性进展！

人类抗击帕金森病的两百年，是历经磨难的两百年，是医学进步的两百年，更是社会发展的两百年。有诗人曾经说过："天会黑，但总会亮起来，而满天星光是留给守夜人的。"追求健康是人类的共同心愿，正如书中所说"行动起来，战胜帕金森病"，只要我们坚持"以人为本"，帕金森病终将被我们所消灭。

本书英文原版于 2020 年 3 月在美国发行后，受到各界的广泛好评（亚马逊官网，评分更是高达 4.6 分）。衷心希望本书中文翻译版的出版，能给国内社会带来启示、给患者带来帮助、给读者带来快乐！愿所有的帕金森病患友都能保持积极乐观向上的心态，去迎接最美好春天的到来。在此祝愿每一位读者身体健康、万事顺意、一切安好！

黄　艳

于沈阳